新编

医学心理学歌诀与图表

李殊响　李凌霞◎编著

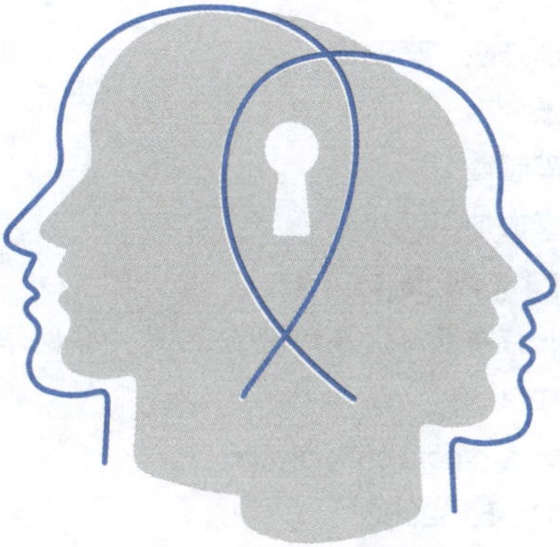

中华医学电子音像出版社
CHINESE MEDICAL MULTIMEDIA PRESS
北京

图书在版编目（CIP）数据

新编医学心理学歌诀与图表 / 李殊响，李凌霞编著 .—北京：中华医学电子音像出版社，2023.12

ISBN 978-7-83005-419-9

Ⅰ. ①新…　Ⅱ. ①李… ②李…　Ⅲ. ①医学心理学　Ⅳ. ① R395.1

中国国家版本馆 CIP 数据核字（2023）第 196099 号

网址：www.cma-cmc.com.cn（出版物查询、网上书店）

新编医学心理学歌诀与图表

XINBIAN YIXUE XINLIXUE GEJUE YU TUBIAO

编　　著：李殊响　李凌霞
策划编辑：张　宇
责任编辑：李超霞
责任印刷：李振坤
出版发行：中華醫學電子音像出版社
通信地址：北京市西城区东河沿街 69 号中华医学会 610 室
邮　　编：100052
E-Mail：cma-cmc@cma.org.cn
购书热线：010-51322635
经　　销：新华书店
印　　刷：廊坊市佳艺印务有限公司
开　　本：889mm × 1194mm　1/32
印　　张：10.125
字　　数：252 千字
版　　次：2023 年 12 月第 1 版　2023 年 12 月第 1 次印刷
定　　价：58.00 元

内容提要

本书全面介绍了医学心理学的基本研究方法、相关概念、心理治疗方法，以及心理学在临床中的应用等内容。基于最新的《医学心理学》和《中医心理学》教材，结合作者长期从事心理治疗的经验和感悟编写而成，内容全面、实用；运用七言六句歌诀形式执简驭繁，方便记忆；辅以注释和图表，图文并茂，深入浅出。本书可供西医、中医、中西医结合各专业师生，尤其是心理学专业学生、心理咨询师、心理治疗师、医政管理者，以及医学心理学爱好者阅读参考。

前　言

近年的研究表明，疾病不仅与生物因素、理化因素有关，还与心理行为、环境因素、人际关系，以及人的情绪、气质、人格、认知有关。随着社会的不断进步、科技的飞速发展，以及大卫生观、大教育观日益深入人心，人们越来越重视心理卫生与心身健康，时代呼唤卓有成效的心理咨询与心理治疗。

医学心理学是研究心理因素与健康或疾病之间关系的新兴交叉学科，是自然科学与社会科学的交叉，是医学与心理或行为的交叉；是国内大中专医学生的必修课，也是广大心理学爱好者的必读书。它既属于基础医学，又属于临床医学；既属于自然科学，又属于人文科学。

医学心理学的研究范围包括5个方面：①研究心理行为的生物学基础与社会学基础及其在健康和疾病中的意义；②研究心身相互作用机制，即精神与躯体相互影响的互动理论；③研究心理行为因素在各种疾病发生发展过程中的作用规律，以及社会文化因素对人的生理及心理的影响；④研究各种疾病发生、发展过程中的相关心理行为变化规律；⑤研究如何将心理行为的知识、技术应用于人类整体健康的维持和疾病的防治与康复。

医学心理学的相关学科包括普通心理学、发展心理学、健康心理学、生理心理学、心身医学、行为医学、心理诊断学、心理治疗学、咨询心理学、心理卫生学、临床心理学与中医心理学。临床心理学又包括药理心理学、病理（变态）心理学、康复心理学、护理心理学与神经心理学。

医学科研可持续发展离不开具有良好人文素质的人才，而培养好的人才必须有好的教材。因此，编写与时俱进的医学心理学精品教材十分必要，而编撰医学心理学歌诀与图表的教辅资料、科普读物也十分必要。此种方式生动活泼、丰富多彩、别具一格、不落窠臼，有利于读者开发抽象思维和形象思维，加强理解和记忆，尤其有助于读者掌握医学心理学的基本理论、基本知识与基本技能。

本书全面介绍了医学心理学的基本研究方法、相关概念、心理治疗方法，以及心理学在临床的应用等内容。临床应用部分简要地介绍了 18 种心身疾病的心理 – 行为疗法与典型病例，其中内科 7 种，皮肤科 4 种，神经科、精神科、外科、妇产科、儿科、耳鼻喉科与口腔科各 1 种，尤其是突出了音乐疗法在治疗中的作用。此外，还介绍了生物反馈疗法，这是一种良好的心理行为疗法。笔者主持的一项“心血管疾病的生物反馈疗法”的科研成果经山西省科技厅鉴定为国内领先水平，并获得“山西省科学技术进步奖”。

本书的特色在于“新”，体现在以下 3 个方面。

1. 内容新　以最新《医学心理学》与《中医心理学》教材为蓝本，结合了笔者长期从事心理治疗的经验、感悟、心得与体会。本书第一作者兼任三级甲等医院心理治疗室主任，第二作者是二级心理咨询师。

2. 体裁新　别开生面地运用了清一色七言六句歌诀格式，共计 150 余首。力求执简驭繁、融会贯通、由博返约、辞约意丰，力求读来琅琅上口、了然于心、容易记忆、便于掌握。

3. 形式新 全书辅以图表（图53幅、表50个），力求言简意赅，图文并茂，既有“诗情”，又有“画意”，与时俱进，“活色生香”。全书还贯穿了30多个趣味理解法，笔者力求把深奥枯燥的纯理论大众化，深入浅出，雅俗共鸣，喜闻乐见，妙趣横生。因为大科学家爱因斯坦说过：“兴趣是最好的老师！”

笔者在编写本书的过程中，始终秉持精品意识与质量意识，立足基本理论、基本知识、基本技能，力求具有科学性与权威性、新颖性与前瞻性、综合性与针对性、实践性与应用性，希望给读者呈现一本既系统、全面、充实，又简明、扼要、新颖的医学心理学著作。本书在编写过程中难免有不足之处，恳请广大同道及读者批评指正。

山西中医药大学　李殊响

2023年10月

目　录

第一章 绪论

一、新医学模式与医学心理学

歌诀

传统模式应变更，生物心理社会新。
多层完整连续体，心理医学应运生。
社会自然环境七，心身一元各四层。

【注释】

1. 所谓医学模式是指人类对医学的总体认识与根本观点，是指医学的主导思想，包括疾病观、健康观等。生物医学模式的基本观点：每一种疾病都可确定其生物的、理化的特定原因，生物医学模式发挥了并且还在发挥着重要作用，为保障人类健康做出了重要贡献。但如今人类疾病谱已发生了根本性变化，近年来的研究表明，人群的疾病大约 50% 与生活方式和行为有关，20% 与生活环境和社会环境有关，20% 与遗传、衰老等生物因素有关，10% 与卫生服务的缺陷有关，这说明了医学模式转变的重要性与必要性。于是，新医学模式，即生物 - 心理 - 社会医学模式横空出世，医学心理学应运而生，原因为其是一门研究有关健康和疾病的心理、行为问题的交叉学科。

2. 1977 年纽约大学恩格尔教授首次倡导一种新医学模式，

即生物－心理－社会医学模式，标志着人类对生命过程的内在联系的认识达到了一个新阶段。

3. 新医学模式把人看成一个多层次的、完整的连续体（图 1-0-1）。

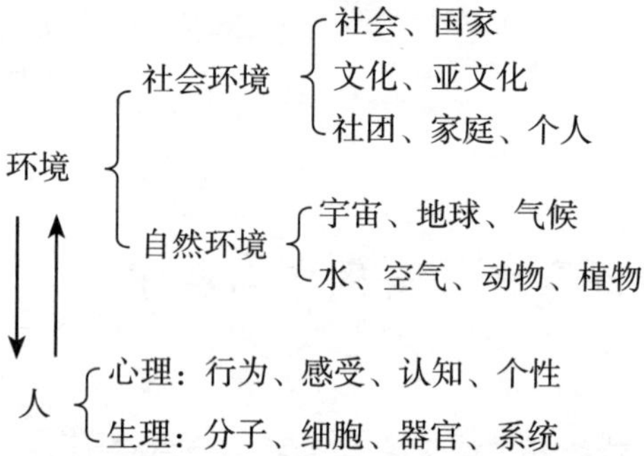

图 1-0-1　人是多层次的、完整的连续体

4. 在健康和疾病的问题上，要同时考虑生物的、心理的和行为的，以及社会的各种因素的综合作用，这是一种系统论和整体观的医学模式。也就是说，人类是生物的人、心理的人、社会的人的有机整体，疾病不仅“病从口入”，而且“还自心生”“还由目引”“还从耳起”。因此，防治疾病要从生物学、心理学、社会学 3 个不同层次与维度着手，借以保持患者在身体上、心理上、社会上的完好状态，以达到世界卫生组织（World Health Organization，WHO）制定的真正健康的标准，即“健康不仅是指没有疾病与虚弱，而且是指在心理上、社会上适应良好”。也就是说，不仅要开生物处方，还要开心理处方、社会处方。

5. 从图 1-0-1 中可以看出，环境包括社会环境与自然环境，社会环境与自然环境又分别包括 7 个方面。

6. 从图 1-0-1 中还可看出，人的心与身、心理与生理是一个整体，各包括 4 个方面。

二、医学心理学的基本研究方法

歌诀

基本方法有四种，临床往往综合用。
观察定量共三法，晤谈问卷调查中。
心理测量最普遍，实验方法可两分。

【注释】

1. 医学心理学的基本研究方法可分为 4 种，即观察法、调查法、测量法和实验法。

2. 在实际研究工作与临床工作中，往往综合使用以上几种基本方法。

3. 观察法是指通过对研究对象的科学观察和分析，探讨其中的心理行为规律，观察法常用的定量方式是描述法、序量化法和直接定量法 3 种。

4. 调查法是指通过晤谈或问卷等方式进行分析研究，主要包括晤谈法与问卷法。

5. 心理测量法是指使用现成的测验工具或量表，进行心理或行为变量的主要定量手段，临床上应用最为普遍。

6. 实验法包括实验室和现场实验 2 种，前者在实验室条件下进行，后者在实际生活和临床工作等情境中进行。

三、医学心理学的 4 种研究方式

歌诀

个案研究对单例，整体认定有意义。
临床试验属现场，回顾前瞻花木移。
心理生物好“武器”，尤其神经电生理。

【注释】

1. 医学心理学的研究方法有个案研究、临床试验研究、回顾性和前瞻性研究、心理生物学研究 4 种。其中个案研究是对单一案例的研究，特别适用于对少量案例心身问题的研究，有时用于大规模抽样研究的准备阶段。

2. 个案研究应重视结果对于样本所属整体的普遍意义，即对个案问题性质和干预疗效应做出系统的认定。

3. 临床试验研究属于现场试验的一种，可采用观察、交谈、测量和试验等方法。

4. 回顾性研究是以现在为结果，回溯到过去的研究，是目前心理学最常见的研究方法之一；前瞻性研究是以现在为起点，追踪到将来的研究方法，使用不是很普遍。这两种研究方法都属于“移花接木”，故存在一些美中不足之处：回顾性研究的缺点是目前的心态可能影响过去资料的真实性和准确性，从而造成假阳性；前瞻性研究条件限制过多，因而较少应用。

5. 现代自然科学的飞速发展，促进了对心理生物学的深入研究，新方法与新技术为探讨心理行为的生物学基础、心身相关性和心理病因学等深层次问题提供了强有力的“武器”。

6. 神经电生理检查有脑电图及相应的睡眠脑电图、脑地形图、诱发电位及计算机技术等方法，对于医学心理学的研究更具针对性。

四、小结

绪论全部内容可概括为 3 个“w”，即是什么（what）、为什么（why）、凭什么（whereby），通过图 1-0-2，可充分了解研究方法与研究模式的重要意义。

- 绪论
  - 是什么（what）：定义范围、相关学科
  - 为什么（why）：模式转变
  - 凭什么（whereby）
    - 研究方法
    - 研究模式

图 1-0-2　研究方法与研究模式

第二章 人的心理

第一节　心理的脑基础

一、心理现象的内涵

歌诀

心理乃是脑功能，客观现实脑反映。
心理现象双属性，心理过程与个性。
前者动态知情意，后者倾向与特性。

【注释】

1. 心理是人脑的功能，是对客观现实的反映。

2. 心理或心理现象具有生物和社会双重属性，体现在心理过程和个性之中。

3. 心理现象或人的心理活动可从 2 个方面来认识，其内涵即心理过程和个性心理特征（表 2-1-1）。

4. 心理过程是动态过程，包括认知、情绪与意志。

5. 个性心理特征包括心理倾向与心理特性。人的需要、动机与兴趣属于心理倾向，气质、性格与能力属于心理特性。

表 2-1-1　心理现象的内涵

心理现象	内容	状态
心理过程	认知：感觉、直觉、记忆、想象、思维、注意	动态
	情绪：情感、情商	动态
	意志：决定、执行、调节	动态
个性心理特征	心理倾向：需要、动机、兴趣	不稳定态
	心理特性：气质、性格、能力	静态

二、心理现象的本质

歌诀

三级功能区皮质，对应三系互协同。

所有心理均相关，半球功能不对称。

左半抽象右形象，高度专门互补充。

【注释】

1. 心理的基础是成熟的大脑，其中大脑皮质在调节人体心理活动机制方面起主导作用，尤其新皮质及其高级联合区在人类进化过程中得到高度发展，约占全部皮质的 96%，使人类成为“万物之灵”。

2. 苏联神经心理学家鲁利亚（Luria）根据大脑皮质细胞的结构和功能特点，把大脑皮质分为 3 级功能区：一级皮质区又称投射区或初级区；二级皮质区又称投射 - 联合区或单通道联合区；三级皮质区又称重叠区或多通道联合区。

3. 在皮质 3 级功能区的基础上，鲁利亚提出了 3 个基本功能系统（3 个联合区）的假说，即调节张力和维持觉醒状态的系统（第一联合区），接收、加工和储存信息的系统（第二联合区），以及心理活动与行为调控的系统（第三联合区）。3 个功能系统必须联合作用、互相协同才能正常工作。大脑三级皮质区与 3 个联合区的关系见图 2-1-1。

一级皮质区（投射区） 二级皮质区（投射联合区） 三级皮质区（重叠区）	层次结构	第一联合区（内侧部皮质） 第二联合区（后部皮质） 第三联合区（前部皮质）

图 2-1-1　大脑三级皮质区与 3 个联合区的关系

4. 鲁利亚认为，所有心理过程都是由脑的 3 个功能系统协同完成的，每个系统都由 3 种类型的皮质区组成（内侧部皮质、后部皮质、前部皮质）。

5. 人类大脑包括左、右大脑半球，每个大脑半球表面覆盖的一层灰质称为大脑皮质。人脑的功能是高度专门化的，左侧大脑半球功能具有分析的、抽象的、继时的、理性的和主题的特性；右侧大脑半球功能具有全息的、具体的、同时的、直观的和同格的特征。两个大脑半球功能不对称：左侧大脑半球在语言和与语言有关的概念、抽象、逻辑分析能力方面占优势；右侧大脑半球在空间知觉、音乐、绘画等整体形象、具体思维能力方面占优势（表 2-1-2）。

表 2-1-2　左、右大脑半球不对称性功能

功能	左侧大脑半球	右侧大脑半球
视觉	概念、字母及单词识别	复杂图形及面孔识别
听觉	言语性声音	环境声音及音乐
运动	复杂随意运动	运动模式的空间组织
语言	听、说、读、写	—
空间和数学能力	数学能力	几何学、方向感觉和心理旋转能力

6. 简而言之，左侧大脑半球负责抽象思维，右侧大脑半球负责形象思维。左侧大脑半球集中着语言中枢、书写中枢、听觉中枢与阅读中枢，属于抽象思维中枢；右侧大脑半球是形象思维中枢，是想象力的大本营（包括记忆中枢、音乐中枢、绘画中枢与情绪中枢），两个大脑半球通过胼胝体相连接，互相补充。

第二节　认知过程

一、记忆

（一）记忆过程的生理基础

歌诀

识记保持再认现，信息加工三阶段。
感觉短时与长时，每一阶段三环节。
记忆中枢颞海额，三次突破忆相关。

【注释】

1. 记忆是人脑对经历过的事物的识记、保持、再认和重现（回忆）。

2. 按信息论观点，记忆形成是一个信息加工过程，可分为感觉记忆、短时记忆及长时记忆 3 个阶段（图 2-2-1）。

外界刺激 → 感觉记忆（感官短暂保存信息） → 短时记忆（短暂保留信息于意识中） → 长时记忆（长期保留信息，甚至保留终身）

图 2-2-1　记忆的 3 个阶段

3. 记忆的每一阶段都包括编码、贮存与提取（检索）3 个环节。编码是信息进入记忆的必要步骤，贮存是保留信息的过程，提取是将记忆贮存信息提取出来的过程。

4. 记忆的生理学基础是记忆中枢、条件反射理论与胆碱能神经系统。主要记忆中枢如颞叶、海马、额叶，其胆碱能神经元含量非常丰富。

5. 长时程增强（long-term potentiation，LTP）电位是引起突触处可塑性形态变化的关键。LTP 是记忆过程的电生理标志，是记忆研究的第一次突破；突触可塑性变化是长时记忆的化学基础，即记忆痕迹、识别都被编码在核糖核酸（ribonucleic acid，RNA）的碱基内、储存在突触处以备提取，这是记忆研究的第二次突破；一氧化氮合酶参与学习记忆过程，是记忆研究的第三次突破。3 次突破都与长时记忆密切相关。

（二）改善记忆的方法

歌诀

专心致志有乐趣，趁热打铁早复习。
反复背诵与反馈，提纲分散遗忘避。
深入理解巧安排，眼耳手口科学记。

【注释】

改善记忆的方法有 10 种，即集中注意力、及时复习、反馈、背诵、过度学习、记住要点、分散识记、意义识记、避免干扰、多样化复习。

1. 集中注意力。首先要专心致志，集中注意力，使学习目标单纯化，同时要把学习当作一种乐趣，乐在其中。

2. 及时复习。要趁热打铁，及时复习，学习后及时温习，可达事半功倍的效果，这是遗忘规律所提示的。德国心理学家赫尔曼·艾宾浩斯（Hermann Ebbinghaus）颇负盛名，最先研究了遗忘规律并提出了艾氏遗忘曲线（图 2-2-2）。从曲线中可发现，识别后最初一段时间遗忘快，随时间推移遗忘渐缓，最后稳定在一定水平，因此及时复习可防遗忘。

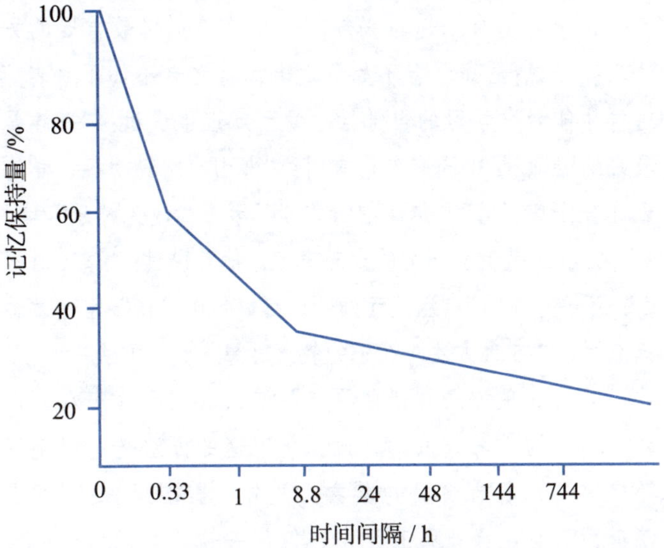

图 2-2-2 艾氏遗忘曲线

3. 反馈。及时了解学习结果或反馈，可增进学习效果。正反馈信心倍增，负反馈奋起直追。

4. 背诵。反复背诵有利于提取学习信息。

5. 过度学习。可保证紧张时不会遗忘。

6. 记住要点。可大大提高记忆效果，提纲挈领能达到纲举目张的效果。

7. 分散识记。优于集中识记，3 个 20 min 的学习效果优于连续 1 h，所以要善于安排学习时间。

8. 意义识记。指在理解的基础上再进行记忆。

9. 避免干扰。不要把内容相似的材料安排在一起，以利于克服前摄抑制和后摄抑制。

10. 多样化复习。指把眼看、耳听、手写、口念、脑思结合起来复习，这种科学化记忆法要比单纯视觉记忆好。

趣味理解法

1. 学习要有乐趣与兴趣，这是改善记忆最首要的方法。孔子说："知之者不如好之者，好之者不如乐之者。"这样才能激发学习的自觉性。爱因斯坦也说过："兴趣是最好的老师。"中国有句格言叫："书山有路勤为径，学海无涯苦作舟。"第二句话中的"苦"字不如改为"乐"字。

2. 孔子是世界知名的大教育家，他曾说过："学而时习之，不亦乐乎？""温故而知新，可以为师矣！"上述改善记忆的第2~5种方法与孔子的教育思想、教育方法一致。

3. 第6种方法"记住要点"使人联想到唐宋八大家之一韩愈的学习方法。韩愈强化记忆的方法是：记事者必提其要，纂言者必勾其玄。此外，曾国藩言："万山磅礴，必有主峰；龙衮九章，但挈一领。"

4. 多样化记忆法除眼看外，还要耳听、手写、心记、脑思并用，可概括为4个"H"，即hear、hand、heart、head。

二、思维

歌诀

间接概括两特征，思维头脑五过程。
分类采用三角度，提倡创造最新颖。
解决问题主方法，心理影响有五重。

【注释】

1. 思维是人脑对客观事物间接的、概括的反映，间接性和概括性是思维的主要特征。

2. 思维过程是在头脑中对事物进行分析、综合、比较、抽象、概括的过程，其中分析与综合是思维的基本过程。

3. 根据思维方式，指向性与独立程度等角度的不同，有 3 种思维分类法（图 2-2-3）。其中，创造性思维最新颖，值得提倡。

- 思维分类
  - 根据思维方式
    - 动作思维
    - 形象思维
    - 抽象思维
  - 根据思维指向性
    - 求同思维（聚合思维）
    - 求异思维（分散思维）
  - 根据思维独立程度
    - 习惯性思维（常规思维）
    - 创造性思维

图 2-2-3　思维的分类及类型

4. 解决问题是心理学中研究思维的一种主要方法，目前人工智能已介入这一领域。

5. 影响解决问题的心理因素有 5 个方面，即定势、动机、迁移、功能固着与个性。

（1）定势：指在过去经验的影响下形成的解决问题的心理准备状态。定势具有两重性，一方面，在相似情境中，有助于问题解决；另一方面，在变化情况下可能有消极作用，九点图的实验可以说明这个问题（图 2-2-4）。图中有 9 个点，要求连续画 4 条线把 9 个点全连起来，如果在正方形里打转，思维就会僵化，假如冲破“框框”，问题就迎刃而解了（图 2-2-5）。

（2）动机：动机是解决问题的内部动力。没有动机，不利于解决问题；但动机过强，处于紧张与焦虑状态，也影响问题的解决。动机强度与解决问题的效率呈倒 U 形，动机递增时，效率随之提高，但达到一定程度时，强度继续增加，效率反而逐渐降低（图 2-2-6）。

图 2-2-4　九点问题图

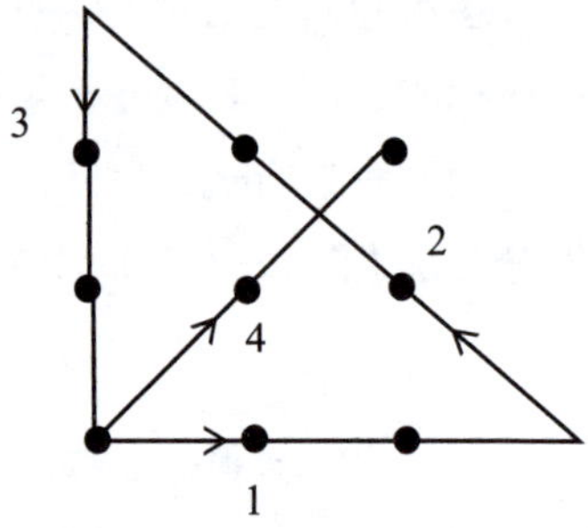

图 2-2-5　九点解答图

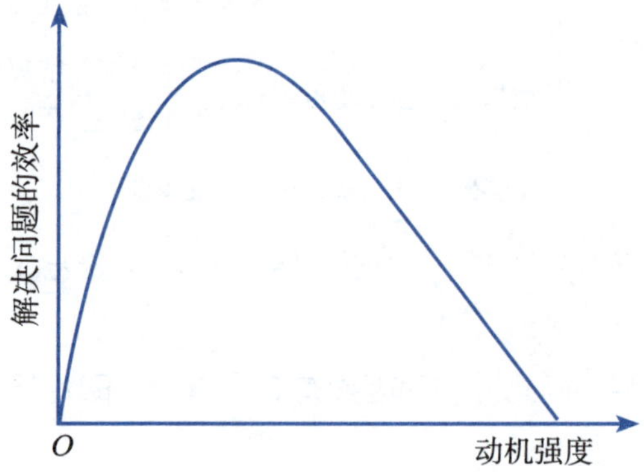

图 2-2-6　倒 U 形曲线

（3）迁移：指对一些问题的解决会影响对另一些问题的解决，有正迁移与负迁移的不同。前者起积极作用，这就是“触类旁通”的意思；后者起消极作用，如模棱两可、似是而非。

（4）功能固着：指习惯牢固地把某种功能赋予某一物体，这不利于灵活、变通地解决问题。

（5）个性：常决定解决问题的效率，特别是个性中的智慧因素。

第三节 情绪和情感过程

一、概述

歌诀

情绪情感三不同，低高强弱稳定性。
内部体验分两极，外部表情常变更。
形式有四状态三，德智美感社会性。

【注释】

1. 情绪和情感是人对客观事物的态度和伴随的心身变化，需要是情绪、情感产生的基础。在心理学上情绪与情感是 2 个不同的概念，主要表现在 3 个方面。

（1）情绪与机体的生理需要是否获得满足有关。情绪是低级的，是人类和动物共有的，而情感是人类所特有的，是较高级、复杂的情感体验。

（2）情绪比情感强烈，具有较大冲动性和外在表现，而情感体验一般较弱，很少有冲动性。

（3）情绪具有明显的情境性，一般不稳定。情感则具有稳定性与深刻性，一般不受情境影响。

2. 不同的情绪、情感发生时，内心体验不同，这种体验只有本人才能感受到，常形成两极状态，具体表现为肯定与否定、强与弱、积极与消极、紧张与轻松。

3. 基本情绪的外部表现主要指表情，表情可分为面部表情、身段表情与言语表情。对人类来说，表情已成为社会上通用的表达心理和心理交流的符号，成为与语言平行的交流手段。

4. 最基本的情绪形式或原始情绪是快乐、悲哀、愤怒与恐惧。

5. 情绪状态指情绪活动在强度、紧张水平和持续时间上的综合表现，可分为心境、激情和应激 3 种基本情绪状态（表 2-3-1）。

表 2-3-1　3 种基本情绪状态

项目	心境	激情	应激
定义	一种较持久而微弱的情绪状态	一种短时内猛烈而暴发的情绪状态	一种出乎意料的紧急情况引起的高度紧张状态
特点	弥散性	伴生理变化与明显行为异常，意识范围缩小，理智减弱	有两种表现：一种是手足无措，另一种是急中生智
原因	个人生活中的重大事件、机体健康程度等状况、世界观	生活中重大事件、对立意向冲突、过度抑制或兴奋	在突如其来或十分危险的情境下易出现
意义	影响工作、学习、人际关系	激情有积极、消极之分，积极激情具有动员行动的巨大力量	必须迅速采取决策和行动

6. 社会性情感为人类所独有，其调节着人们的社会行为。社会性情感源于社会文化因素，即道德感、理智感与美感。

二、情绪和心身健康

歌诀

情绪提高人效率，调节改良人交际。
根本意义在适应，本质情感常两极。
情绪直关心身健，情绪障碍应防御。

【注释】

1. 情绪、情感是人的精神活动的重要组成部分，在人类的心理活动和社会实践中有着极为重要的作用。积极的情绪、情感有助于提高工作效率，而消极的情绪、情感一般来说会影响工作效率，但适度焦虑反而提高工作效率。这是因为适度焦虑可维持人们对任务的兴趣和警觉，即处于适当紧张状态，可使情绪唤醒水平达到最佳状态，这时的工作效率往往最高（图 2-3-1）。

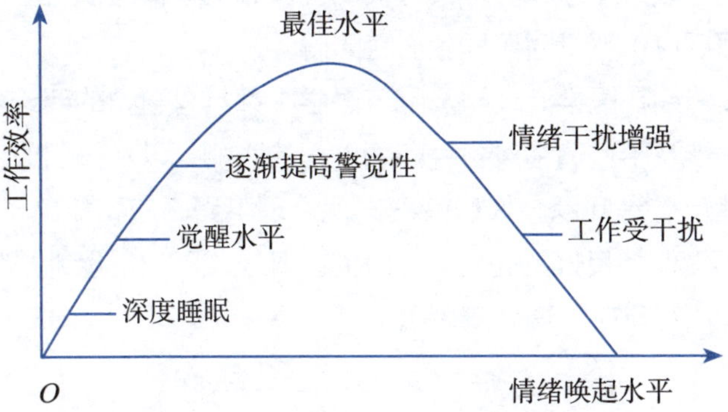

图 2-3-1　情绪与工作效率关系示意图

2. 情绪可调节社会交往和人际关系。从心理学角度来看，情绪的作用不亚于语言交际，情绪以十分微妙的表情动作传递交际信息，达到彼此互相了解以至共鸣的目的。

3. 情绪最根本的意义在于适应，可将其看作机体的再调整，情绪发展与表现是否正常，往往体现个体的整个心理状态。

4. 情绪、情感统称为感情。情绪是情感的表现形式，情感是情绪的本质内容。人的情绪、情感常形成两极状态，情感的两极在一定条件下可相互转化，如乐极生悲、否极泰来等。情感 = 需要 × 期望，基本内涵为情感由需要与期望共同决定。需要决定情感的性质，期望决定情感的数量（强度幅度等）；期望是一种心理准备状态，是对行为结果的一种预测性估计。例如，一个人对某种需要期望值过大，结果未能得到满足，他就会产生强烈的负性情绪，即所谓期望越大，失望也越大；反之，期望值过低，需要倒是满足了，但情感只处于一般状态；只有期望值适当，经过努力后需要才能如愿以偿，此时他就会感到相当愉快与满意。

5. 情绪直接关系心身健康，同时所有心理活动又都在一定的情绪基础上进行，因此，情绪是心身联系的桥梁和纽带。积极情绪有利于人的生理和心理两方面的健康；消极情绪损害生理功能和心理反应，严重时可导致心身障碍。

6. 情绪在医学心理学及临床医学中都具有重要的理论和实际意义，涉及不良情绪对各种疾病过程的影响，以及如何改善患者的情绪反应等问题。如患者已出现心理障碍，应积极给予干预，使其平素保持良好的正性情绪状态（阳光心态），避免并防御急性负性情绪反应（情绪障碍）。

三、情商

歌诀

智能评价新标准，情商包括五内容。
认识自身勇激励，分析理解己与人。
调节管理能力强，成功之路定乾坤。

【注释】

1. 关于情绪相关理论有多种学说，如詹姆斯－兰格情绪外周理论、坎农－巴德情绪丘脑理论、沙赫特－辛格情绪三因素理论、阿诺德情绪认知评价理论、林斯利网状结构情绪激活学说，以及帕佩兹－麦克林边缘系统理论，以上学说各有千秋且日益成熟完善，近年来又有心理学学者提出了情绪智力理论，即情商理论。所谓情商是情绪商数的简称，又称情绪智慧。情商是指人们控制和调节自身情绪体验的能力，它是人类智能评价的新标准。

2. 情商包括 5 个方面的内容：①认识自身的情绪，即情绪知觉评价与表达能力；②理解与分析情绪的能力；③认识他人情绪的能力；④思维过程中的情绪促进能力，即自我激励能力；⑤对情绪进行成熟调节的能力，即人际关系管理。

3. 在现代社会中，情商的重要性甚至高于智商。不少专家认为，一个人的成功，20% 由智商决定，而 80% 由情商决定，换言之，情商是人生成功的关键因素。

趣味理解法

1. 人的最基本情绪形式是快乐、悲哀、愤怒、恐惧，这与中医五志七情学说基本一致。中医五志学说认为，喜伤心、悲伤肺、怒伤肝、恐伤肾、忧伤脾，4 种基本情绪对应 4 种脏器。

2. 人在应激状态下，有 2 种反应，一种是方寸大乱，手足无措；另一种是急中生智，行动有力。汉代李广射虎就是一个在应激下迸发巨大臂力的故事。唐代诗人卢纶在《塞下曲》一诗中记述了这件事情，诗的内容是“林暗草惊风，将军夜引弓，平明寻白羽，没在石棱中”。

3. 人们应保持良好的情绪状态即阳光心态，或称金色心理。另外，还有灰色心理和黑色心理，灰色心理通常指患有神经症（自主神经功能紊乱），如神经衰弱与焦虑障碍；黑色心理指患有不同程度的精神障碍，如精神分裂症与抑郁障碍。

第四节　意志过程

一、概述

歌诀

意志能动三特征，目的克难随意行。
首要前提次核心，随意运动基础论。
调节行动两方面，一为发动一制动。

【注释】

1. 意志是自觉确定目的、支配调节自己的行动、克服各种困难，从而实现目的的心理过程。意志是意识的能动成分，人的意志行动具有 3 个特征，即具有自觉目的、与克服困难相联系，以及以随意运动为基础。

2. 意志的首要特征是意志行动有自觉目的，而目的是行动的方向和结果，是指导行动的前提。

3. 意志的第二个特征是意志行动总是与克服困难相联系，克服困难是意志行动的核心。

4. 意志的第三个特征是意志行动以随意运动为基础。随意运动受主观意识调节，具有一定目的与方向，它是意志行动的必要组成部分。随意运动是意志行动的基础，有了随意运动，人就可以根据目的去组织复杂行动，从而实现预定目的。

5. 意志对行动的调节表现在 2 个方面，一是发动，二是制动。前者推动人去从事达到目的所必需的行动，后者制止与目的无关的行动。意志不仅可调节人的外部行动，也可调节人的心理状态，如对注意、思维等认识活动的调节，以及对情绪状态的调节。

二、意志行动的心理过程

歌诀

意志行动两过程，决定采取与执行。
前者斗争和确定，方法策略抉择循。
后者关键共协同，克服困难主客重。

【注释】

1. 意志行动的心理过程包括 2 个阶段，即采取决定阶段和执行决定阶段。

2. 采取决定阶段包括动机斗争、目的确定、方法和策略的选择 3 个环节。

（1）动机斗争：动机是激励人们行动的原因，由人的需要而产生。人的动机多种多样，人在动机取舍中，要权衡轻重缓急、利弊得失，评定其价值，这种斗争非常激烈。

（2）目的的确定：目的是期望在行动中所要达到的结果。某种动机通过斗争居于主导地位时，目的就由此而确定下来，动机斗争就告结束。

（3）方法和策略的选择：意志行动的实现还必须明智地选择方法和策略，也就是说要审慎地抉择行动方式。

3. 决定的执行是意志行动的关键。执行决定是意志行动、情感体验和认识活动协同作用的过程，这样才能随时对自己的行动进行自我调节。

4. 执行决定是克服各种困难的过程，包括各种主观困难和客观困难。

趣味理解法

中国有句格言叫作“伟人有志，庸人唯愿”，这句话的意思是说意志实现要同时具备两个阶段，而执行决定是意志行动的关键。如果束之高阁，不付诸实际行动，即使行动动机再高尚，行动目的再美好，行动手段再完善，那也会成为庸人。

三、意志品质

歌诀

品质明确而稳定，主要包括四特性。
自觉目的性明确，果断前提思虑深。
自制约束善自控，坚韧顽强毅力恒。

【注释】

1. 意志品质指一个人在实践过程中形成的比较明确的、稳定的意志特点。

2. 在人的意志行动中，主要意志品质包括 4 种特性，即自觉性、果断性、自制性和坚韧性。

3. 意志的自觉性指人的行动有明确目的性，这种品质贯穿意志行动的始终，是产生坚强意志的源泉，使人能够勇往直前，排除万难，不达目的，誓不罢休。

4. 意志的果断性指人具有明辨是非，当机立断，适时采取果断措施的品质。果断性是以深思熟虑为前提的，是个人聪敏、学识、机智的有机结合。

5. 意志的自制性指具有善于控制自己的情绪，约束自己言行的品质。

6. 意志的坚韧性指人在意志行动中坚韧不拔，以充沛的精力与顽强的毅力，百折不挠地克服一切困难，实现既定目标的品质。即使从事枯燥无味的工作，也不半途而废，努力取得优异的成绩。

趣味理解法

意志品质成语集成

1. 意志自觉性　正向品质有坚定不移、自强不息，相反品质有随波逐流、刚愎自用。

2. 意志果断性　正向品质有当机立断，相反品质为优柔寡断。

3. 意志自制性　正向品质有严于律己、约法三章，相反品质有鲁莽冲动、盲人瞎马。

4. 意志坚韧性　正向品质有坚韧不拔、坚如磐石、坚持不懈、坚不可摧，相反品质有虎头蛇尾、一曝十寒、见异思迁、朝秦暮楚。

第五节　个　性

一、概述

歌诀

心理特征状态综，个性特征有四种。
心理结构三部分，倾向自识心理征。
后者气质性格能，影响因素有四重。

【注释】

1. 个性内涵广阔而丰富，它是心理特征、心理倾向及心理状态等多层次的有机综合的心理结构，是一个人的整体精神面貌。

2. 个性有 4 种特征，即稳定性与可变性、独特性与共同性、整体性与个体性、生物制约性与社会制约性。

3. 个性心理结构由 3 部分组成，即个性倾向性、自我评价（自我意识）与个性心理特征（表 2–5–1）。

表 2–5–1　个性心理结构

项目	个性倾向性	自我评价	个性心理特征
概念	人类进行活动的基本动力，是个性中最活跃的因素，包括需要、动机、兴趣、理想、世界观等	个体对自己各方面的意识 认识方面：自我感知、分析、自我观念、评价 情感方面：自我体验、自尊、自信、自豪 意志方面：自我监督、命令、控制	在心理过程中表现出来的比较稳定的成分，包括气质、性格与能力
特征	积极性和选择性	知、情、意三方面互相影响	三成分互相影响
重要意义	需要是源泉，推动个性形成、发展，世界观居于最高层次，决定人总的思想倾向	知、情、意三方面紧密联系，构成自我调节系统，为一个完整的结构体系	三特征独特结合，形成不同的个性特征

4. 个性心理特征包括气质、性格与能力 3 个方面，三者关系错综复杂，形成不同的个性特征。

5. 影响个性形成和发展的因素有 4 个，即生物因素、环境因素、实践活动与自我教育。

（1）生物因素：生物因素是遗传基础。首先，遗传基因影响个性，特别是气质和智力；其次，高级神经活动的类型会使个性显示不同特点。此外，人的体态、体质和容貌也属于生物因素。

（2）环境因素：主要指社会环境，包括家庭、学校和社会文化。

（3）实践活动：不同的实践活动要求有不同的个性特点，同时又造就和发展了人的个性。

（4）自我教育：个人的主观能动性是影响个性形成的重要因素，从某种意义上说，个性是自己塑造的。

二、需要

歌诀

需要需求脑反映，根本特征动力性。

起源自然社会分，对象物质与精神。

马氏需求层次论，生理安爱尊创新。

【注释】

1. 需要是人类对内外环境客观需求在头脑中的反映，它是个性中最活跃的因素之一。

2. 需要的根本特征是它的动力性，其是人类活动的基本动力，是个性积极性的源泉。

3. 需要按起源分为自然性需要与社会性需要。前者即本能需要，又称生理性需要；后者是后天习得的需要，为人类所特有。

4. 按对象划分，需要可分为物质需要与精神需要。前者既包括对自然界产物的需要，也包括对社会文化物质的需要；后者指人在认识、交往、道德、审美和创造方面的需要，这是人类所特有的且日趋丰富的需要（图 2-5-1）。

5. 心理学三大思潮包括精神分析理论、行为学习理论与人本主义理论。马斯洛是人本主义的主要代表人物，他早在 1943 年就提出了金字塔需求层次论，包括生理上的需求、安全上的需求、归属的需求、尊重的需求和自我实现的需求（图 2-5-2）。

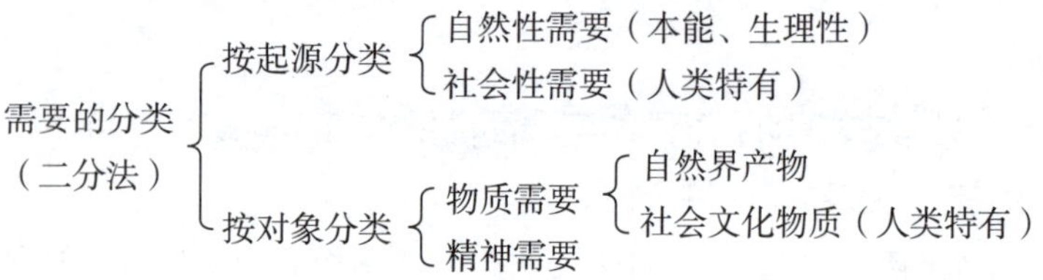

图 2-5-1 需要的分类（二分法）

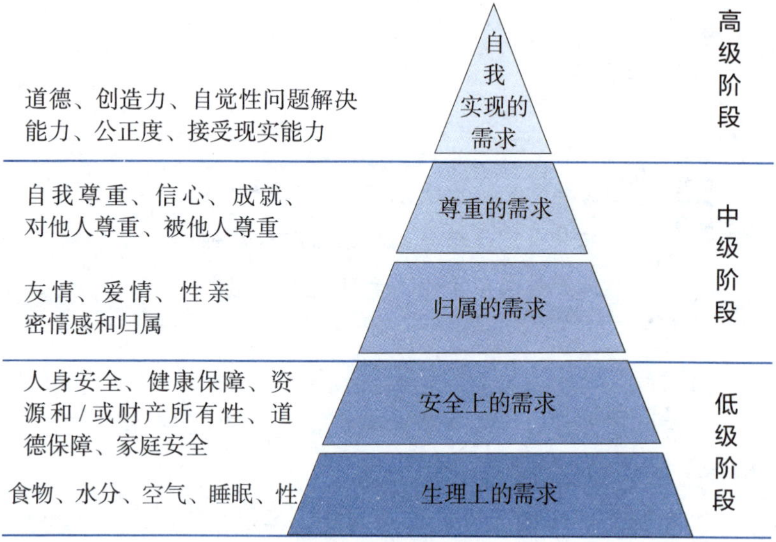

图 2-5-2 金字塔需求层次论

6. 马斯洛将需要层次概括为五层次，即上述生理需要（衣、食、住、行等）、安全需要（人身与财产等）、社交需要（爱与友谊等）、尊重需要（地位与威望等）与自我实现尤其是创新需要（图 2-5-3）。马斯洛认为人类各种需要有层次高低之分，但彼

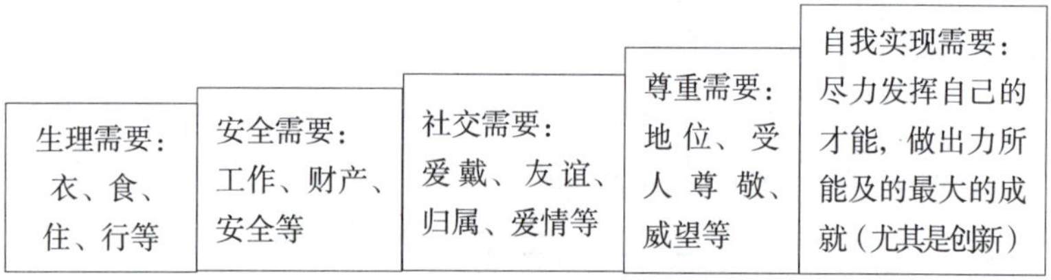

图 2-5-3 需要层次

此互相关联，通常低层次需要得到满足后，较高一层的需要才随之产生，但也不是机械刻板的，是相对而言非绝对的。

趣味理解法

七情六欲新解

1. 七情是指喜、怒、忧、思、悲、恐、惊7种心态；六欲是指食欲、性欲、财欲、物欲、权欲与情欲6种感情欲望。

2. 欲即人之欲求，即欲望要求，即人的需要，这种需要有物质的、精神的，有生理的、心理的，有自然的、社会的，有低层次的、高层次的。其中食欲与性欲是人的基本生理需要，“乃人之大欲焉”。

3. 马斯洛五层次需要的金字塔理论已为多数人认可，但最高层次自我实现的需要又可一分为二，即认识、理解、审美的需要与现实一切、追求完美的需要，因此，后人又对马氏理论进行了补充修正，认为在五层次外还应有更上一层楼的需要(与时俱进，可持续发展，百尺竿头更进一步)，堪称新六欲。

三、能力

(一)概念与分类

歌诀

顺利完成心理征，一般特殊两划分。
观思记想言操前，后者专业总才能。
智力核心是抽象，智商相对较稳定。

【注释】

1. 能力是人类顺利完成某种活动所必备的心理特征，各种能力独特的结合称为才能，拥有各种能力最完美的结合，能创造性地完成一种或多种活动者，称为天才。

通常把能力划分为一般能力和特殊能力，前者指完成各种活动都需要的共同能力，后者指从事某种特殊专业所必需的能力。

2. 一般能力包括观察力、思维能力、记忆力、想象力、言语能力及操作能力等。

3. 特殊能力指与某专业相符合的几种能力的结合。例如，从事音乐工作的人除具有鲜明的想象力、创作灵感、意志力和情感丰富等一般能力外，还具有特殊的节奏感、曲调感、听觉表象能力等。

4. 智力指认识方面各种能力的总和，包括观察力、注意力、想象力、思维力和记忆力 5 个基本因素，其核心是抽象逻辑思维能力。智力并非知识，不能把二者混为一谈（图 2-5-4）。智力通常称为智慧，又称智能。七大智能又称多元智能，由语言、数学逻辑、视觉空间、肢体运动、音乐韵律、人际和内省 7 种智能构成：①语言智能指语言理解及表达能力；②数学逻辑智能指运用逻辑和科学的方式思考的能力；③视觉空间智能指能准确地看到周围形象，并留意细节的能力；④肢体运动智能指具备良好的肢体运动，以及身体与大脑的协调运动能力；⑤音乐韵律智能指对音乐的敏感性及表达音乐的能力；⑥人际智能指与外界交往的理解及沟通能力；⑦内省智能指理解自身，并学会对自己的生活负责的能力。

5. 智商是通过智力测验得出的结果。一般认为，一个人的智力水平在一生中是发展变化的，但智商保持在一个相对稳定的水平。

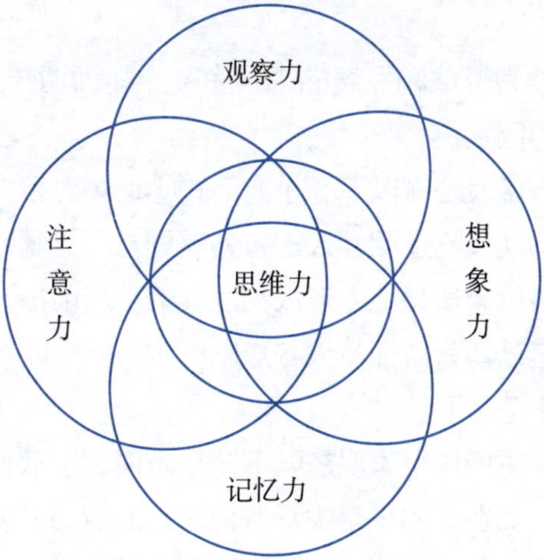

图 2-5-4　智力结构

趣味理解法

智力五因素各有千秋：观察力是智力活动的门户，又是智力活动的源泉；注意力是智力活动的警卫，又是智力活动的组织者；想象力是智力活动的翅膀，又是智力活动创造性的条件；思维力是智力活动的核心，又是智力活动的方法；记忆力是智力活动的仓库，又是智力活动的基础。

（二）影响能力形成和发展的因素

歌诀

影响能力四方面，遗传素质因素三。
后天教育占主导，社会实践更关键。
优良非智力因素，促进能力大发展。

【注释】

1. 影响能力形成和发展的因素有 4 个，即遗传素质、教育、实践与非智力因素。

2. 遗传作用表现在以下 3 个方面：①遗传对智力发展有一定作用。理论与实践均证明，人的智力差异与遗传基因有较为密切的关系。②身体素质是能力形成和发展的自然前提。身体素质指感官特征、运动器官特征及大脑形态结构特点。③神经活动特点对能力形成十分重要。

3. 教育的主导作用体现在以下 3 个方面：①教育对能力的发展至关重要；②在人的一生中，教育对人的智力发展都有促进作用；③早期教育非常重要，儿童早期的生活环境与受到的教育对儿童的智力发育尤为重要。

4. 实践的作用。人的各种能力都是在社会实践活动中最终形成的，“纸上得来终觉浅，绝知此事要躬行”。科研能力只有在科学研究的实践活动中才能形成，组织能力只有在管理实践中才能提高。

5. 非智力因素的作用。非智力因素指人的动机、兴趣、信念、理想、情感、意志和性格等，优良的非智力因素如远大的理想、浓厚的兴趣、坚强的意志等，都会大大促进能力的发展。

（三）人类的潜能

歌诀

潜在能力称潜能，对应智能有七种。
常人运用仅十一，开发石破又天惊。
自强不息勇登攀，各项事业欣向荣。

【注释】

1. 能力有两层含义，其一指已经表现出的实际能力，其二指潜在能力，简称“潜能”，即尚未表现出来的心理能量。实际能力与潜在能力不可分割，前者是后者的展现，后者是前者的基础。人的潜能素质包括 2 个方面：一是指人体内蕴藏有亿万年生命演化形成的极为丰富的肉体和精神力量，二是指人类千万年的社会实践和文化成果在人的身心结构的历史积淀和结晶。它既是自然进步的结晶，又是社会文化的积淀，马克思称之为“人类自身的自然中沉睡着的潜力”。

2. 潜能即人所具备的能力及其源泉，包括经激励教育、训练引发的创造性才能、阈下意识、敏锐意识、超敏感知能力与直观信念促媒作用及情商等精神潜力等，创造力是人类潜能的又一表现。一般来说，潜能包括生理潜能、心理潜能和社会性潜能 3 类，而对应 7 种智能则有 7 种潜能，即语言潜能、数学逻辑潜能、视觉空间潜能、身体运动潜能、音乐潜能、人际潜能与内省潜能。

3. 21 世纪初，美国的心理学家詹姆斯认为，一个正常健康的人一生中只运用了其能力的 10%，连大科学家爱因斯坦也只用了 13% 的能力，而人类潜能的绝大部分仍未被开发，如能通过早期教育、英才教育、激励鼓动、志存高远、自强不息、锐意进取更多地给予开发，那么对于各项事业的蓬勃开展肯定大有裨益。事实上，美国教育科学院院士布鲁姆循名责实，对数百名杰出才能者进行了为期数年的研究，证实了特殊禀赋（并非才能）发展的先决条件就是良好的激励机制、浓厚的学习环境、百花齐放的学术氛围，严师、名师、良师的精讲点拨与谆谆教诲更是关键因素。

布鲁姆对教学理论做出了重大贡献，他的目标教学法与模块教学法享誉全球。他不主张大幅度更换教学硬件与软件，而是注重教育理念的改变，充分调动教师与学生的积极性，他主张的教育论以人为本，充分发掘与发挥了师生潜能，极大地提高了教学质量。

4. 有研究认为，目前世界上有 50% 以上的疾病不需要治疗就会自愈，这也被认为是人体潜能的作用。中医有言“正气存内，邪不可干”，这种潜能包括人体免疫系统的防御作用和自身稳定作用、自调自控作用，在临床中也有靠人体潜能使癌症消退的实例。

四、气质

歌诀

生物素质秉性情，稳定不易改变更。
四型对应脑活动，神经过程三特性。
胆汁多血黏郁质，虽无优劣关心身。

【注释】

1. 气质是典型、稳定的心理活动的动力特性，也就是人们通常所说的性情、秉性和脾气，与人的生物素质有关。

2. 气质与性格、能力等心理特征相比，更具稳定性，所谓“江山易改、禀性难移”，这就是说气质具有不易改变的特点。

3. 气质一般分为 4 种类型，即希波克拉底提出的胆汁质、多血质、黏液质和抑郁质。胆汁质的行为特征是勇敢、热情、好斗，多血质的特征是稳健、活泼、多变，黏液质的特征是稳健、沉默、坚定，抑郁质的特征是怯懦、多疑、寡欢。巴甫洛夫根据神经过程特性的不同结合，把人的高级神经活动也分为 4 种类型，即兴奋型、活泼型、安静型与抑制型。巴氏四型与希氏四型相吻合，互相之间有着对应关系（表 2-5-2）。

4. 气质的生理基础主要是巴甫洛夫神经活动类型学说。巴氏条件反射实验研究发现，神经系统最基本的过程是兴奋和抑制，它有 3 种特性，即强度、均衡性与灵活性（表 2-5-3）。

表 2-5-2 气质类型与高级神经活动类型的对应关系

气质类型	高级神经冲动类型	行为特征
胆汁质	兴奋型	勇敢、热情、好斗
多血质	活泼型	稳健、活泼、多变
黏液质	安静型	稳健、沉默、坚定
抑郁质	抑制型	怯懦、多疑、寡欢

表 2-5-3 气质与神经过程特性的关系

气质类型	神经过程特性			气质特性
	强度	均衡性	灵活性	
胆汁质	强	不均衡	灵活	明显外向
多血质	强	均衡	灵活	外向
黏液质	强	均衡	不灵活	内向
抑郁质	弱	不均衡	不灵活	严重内向

5. 气质主要表现为心理活动的动力和方式，因此就社会价值和成就来说，气质无好坏之分。任何气质都有积极和消极方面，任何气质类型的人都可以在事业上获得成功。4 种气质类型都有优缺点（表 2-5-4）。

表 2-5-4 4 种气质的比较

气质类型	优点	缺点
胆汁质	刚直、勇敢、豪爽、生气勃勃	蛮横、粗野、暴躁、任性
多血质	机敏、热情、爱交际、富有朝气	轻浮、不踏实、志趣多变
黏液质	稳重、坚毅、自制、踏实	冷淡、固执、保守
抑郁质	思维敏锐、严谨精细、想象力丰富、情感丰富	孤僻、多疑、郁闷、怯懦

6.就价值观来说，气质虽无优劣，但气质对心身健康有不同影响。情绪不稳定、多愁善感、过分性急、冲动等特征不利于健康，有些可成为心身疾病的易感因素。例如，胆汁质类型的人易患骨关节病，多血质类型的人易患冠心病、高血压、胆囊炎，抑郁质类型的人易患神经衰弱、癔症、消化性溃疡等。

趣味理解法

1.气质不能决定一个人的社会价值和成就高低。例如，俄罗斯有4位作家分别是4种气质的代表（表2–5–5）。

表2–5–5　俄罗斯4位作家的气质类型

作家	气质类型	代表作品
普希金	胆汁质	《上尉的女儿》
屠格涅夫	多血质	《罗亭》
克雷洛夫	黏液质	《鹰与鸡》
果戈里	抑郁质	《钦差大臣》

再如中国的李白、杜甫、茅盾（沈雁冰）、郭沫若分别具有胆汁质、抑郁质、多血质、黏液质的特征，他们都是著名的诗人与文学家。

2.4种气质可比拟为春、夏、秋、冬四季（图2–5–5）。

气质
- 胆汁质—夏天—热而燥
- 多血质—春天—温而润
- 黏液质—冬天—寒而湿
- 抑郁质—秋天—冷而燥

图2–5–5　气质比拟四季

五、性格

（一）概念、特征与类型

歌诀

态度行为其核心，性格结构四特征。
性格类型较复杂，两种模式三二分。
A B独依内外倾，维度特质两理论。

【注释】

1. 性格是个人以稳定的态度对客观现实做出的相适应的习惯化行为方式，性格是个性特征的核心。性格是复杂的心理现象之一，也是大脑的功能，它是在生理素质的基础上在社会实践中逐渐形成的，遗传是性格的自然前提，而环境影响对性格的形成起着决定性的作用。

2. 性格特征有 4 个：态度特征、理智特征、情绪特征与意志特征。这 4 个方面的性格特征集中于某一人时就形成了此人的性格结构（表 2-5-6）。

表 2-5-6 性格特征

项目	态度特征	理智特征	情绪特征	意志特征
概念	指人在对待客观事物态度方面的性格特征	指人在认知方面的性格特征	指人在情绪强度、稳定性、持久性，以及积极性方面的性格特征	指人对自己行为的自觉调节和调节水平方面的性格特征
内涵	包括对他人、集体、社会的态度，还包括对自己的态度	感觉、知觉、记忆、思维、想象等	①情绪强度 ②情绪稳定性和持久性 ③心境	①行为目的性、独立性和盲目性 ②自觉控制的特征 ③紧急状态或困难情境时的特征 ④执行决定方面的特征

3. 性格类型是指某些性格特征的独特结合，由于性格的复杂性，性格分类较为复杂。

4. 目前具有代表性的分类模式有 2 种，一是对立型模式，二是多元型模式。前者又分为 3 种类型，后者又可从不同维度划分性格类型。

5. 对立型模式的性格分类是根据性格特性向相反两个方向发展所确立的对立类型，包括 A 型与 B 型、场独立型与场依存型，以及内倾型与外倾型（表 2-5-7）。

表 2-5-7 对立型模式性格分类

性格分类	主要特征
A 型与 B 型	A 型：雄心勃勃、争强好胜、行动快捷、缺乏耐性 B 型：悠闲自得、情绪稳定、处事耐心、反应平静
场独立型与场依存型	场独立型：不善交往、喜欢独立、支配倾向、较有创造力 场依存型：缺乏主见、暗示性强、敏感性强、抗应激弹力差
内倾型与外倾型	内倾型：孤僻少言、反应缓慢、沉思内省、多愁善感 外倾型：活泼开朗、热情自信、善于交往、勇于进取

6. 多元型模式常从两种维度划分性格类型，如个性维度理论和特质理论。前者将性格分成 4 种类型：稳定 - 内向型、稳定 - 外向型、不稳定 - 外向型和不稳定 - 内向型，每种类型包括 8 种特质（图 2-5-6）。被后者区分为独特特质、共同特质、表面特质和根源特质，特别要注意区分表面特质和根源特质。表面特质能直接从外部行为中观察到且易随环境变化而呈多样性；根源特质隐蔽在表面特质深处，它是个人行为的最终根源且相当稳定。著名心理学家卡特尔确定了 16 种根源特质：A 乐群性、B 聪慧性、C 稳定性、E 恃强性、F 兴奋性、G 有恒性、H 敢为性、I 敏感性、L 怀疑性、M 幻想性、N 世故性、O 忧虑性、Q_1 实验性、Q_2 独立性、Q_3 自律性、Q_4 紧张性（表 2-5-8）。

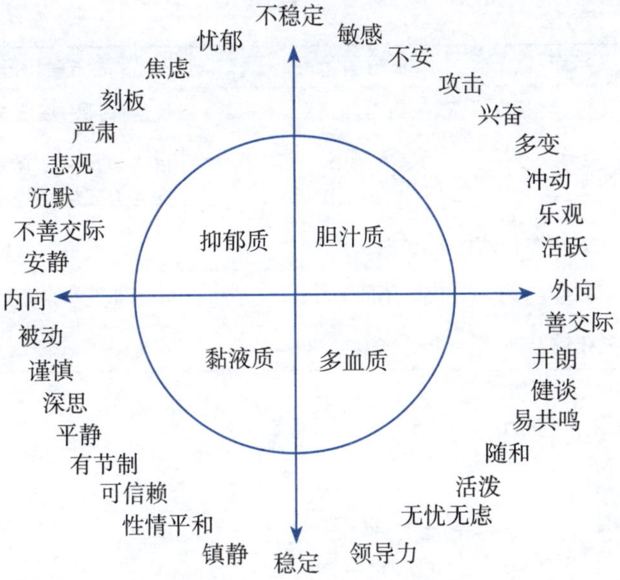

图 2-5-6 艾森克个性维度

表 2-5-8 16 种根源特质特征

因素	名称	低分者特征	高分者特征
A	乐群性	缄默、孤独、冷淡	乐群、外向、热情
B	聪慧性	迟钝、常识浅薄、抽象思考能力弱	聪慧、富有才识、善于抽象思考
C	稳定性	情绪激动、易烦恼	情绪稳定、成熟、能面对现实
E	恃强性	谦虚、顺从、通融、恭顺	好强、固执、独立
F	兴奋性	严肃审慎、冷静寡言	轻松兴奋、随遇而安
G	有恒性	权益敷衍、缺乏奉公守法精神	有恒负责、做事尽职
H	敢为性	萎缩退却、缺乏自信	冒险敢为、少有顾虑
I	敏感性	理智、注重实际、自食其力	敏感、感情用事
L	怀疑性	信赖随和、易与人相处	怀疑、刚愎、固执己见
M	幻想性	现实、合乎常规、力求妥善合理	幻想、狂放不羁
N	世故性	坦白、直率、天真	精明能干、世故

续表

因素	名称	低分者特征	高分者特征
O	忧虑性	安详沉着、有自信心	忧虑抑郁、烦恼多端
Q_1	实验性	保守、附庸传统	自由、批评、激进、不拘泥于成规
Q_2	独立性	依赖、随群附众	自主、自强、当机立断
Q_3	自律性	矛盾冲突、不明大体	知己知彼、自律严谨
Q_4	紧张性	心平气和、闲散宁静	紧张困扰、激动挣扎

（二）性格与疾病

歌诀

性格个性之核心，或称行为之类型。

主要类型近分五，十大疾病相对应。

矫正性格助治疗，心理干预竿见影。

【注释】

1.性格是指表现在人对现实的态度和相应的行为方式中的比较稳定的、具有核心意义的个性心理特征，它是一种与社会相关最密切的人格特征。

2.性格是复杂的心理现象之一，也是大脑的功能，它是在生理素质基础上在社会实践中逐渐形成的，遗传是性格的自然前提，而环境影响对性格的形成起着决定性作用。根据稳定性、社会适应性与向性3个方面的指标，近年来心理学家把性格分为A、B、C、D、E 5种主要类型，A、B型特征前已述及（表2-5-7）；C型性格特征表现为孤僻、自负、有魄力、有干劲、易焦虑、易忧郁、遇事思虑过分、苛求井井有条；D型性格特征表现力外向、情绪稳定、人际关系平衡；E型性格特征表现为过分耐心、过分合作、屈从让步、耿耿于怀、追求完美、生活单调、精神不振、优柔寡断、情绪低沉、忧郁悲戚。

3. 大量临床病例证实，某些心身疾病与某些性格存在一定的关系，不同类型的性格与疾病有较大的相关性，有的甚至有因果关系。例如，A 型性格与冠心病相关，C 型性格的人易患消化性溃疡，而 E 型性格的人患恶性肿瘤的概率较高。又如原发性高血压患者性格特点多为冲动－敌意型，主要表现为典型的压抑与敌意情绪，易冲动的个性，以及攻击和依赖的矛盾；支气管哮喘患者的个性属敏感－依赖型，主要表现为过度焦虑压抑，过分敏感依赖，感情模棱两可、似是而非；而溃疡性结肠炎患者的性格属于强迫－强制型，表现为爱好清洁、奉公守法、刻板拘谨、谨小慎微、被动顺从、腼腆守时、工作认真负责、一丝不苟，但缺少独立性与灵活性。此外，甲状腺功能亢进症患者具有顿挫－脆弱型性格，常常过分承担责任，敢于牺牲自己，当需要与愿望受挫时常过分夸大困难，在丧失亲人与严重恐惧的情况下特别脆弱；不少肥胖症患者多有性格缺陷，常有焦虑、烦恼、情绪压抑，以及过度摄入酒精。艾森克人格量表（Eoysenck personality questionhaire，EPQ）测定 E（代表内外向）分高、N（代表神经质、情绪稳定性）分低；而刻板－嫉妒型的人表现为呆板、好事、忌妒或追求尽善尽美，易患偏头痛；至于顺从－受虐型人表现为顺从、受虐性、自觉性强，易患类风湿关节炎（表 2-5-9）。

表 2-5-9　疾病与性格特点的对应关系

病名	性格	疾病	性格
冠心病	A 型人格	溃疡性结肠炎	强迫－强制型
消化性溃疡	C 型人格	甲状腺功能亢进症	顿挫－脆弱型
恶性肿瘤	E 型人格	肥胖症	焦虑－抑郁型
原发性高血压	冲动－敌意型	偏头痛	刻板－嫉妒型
支气管哮喘	敏感－依赖型	类风湿关节炎	顺从－受虐型

4. 矫正性格有助于治疗疾病，通过心理干预治疗某些疾病往往能收到立竿见影的疗效。前面提到，A 型性格是患冠心病的一个重要危险因素，因此，改变 A 型性格，调整 A 型行为，可以治疗冠心病。举例来说，美国著名医师弗里德曼原来是 A 型性格，在冠心病第一次发作后便努力使自己转变性格，以后再也没有发生过心绞痛。

六、小结

前已述及个性心理特征包括性格、气质与能力 3 个方面，三者的异同比较见表 2-5-10。

表 2-5-10　性格、气质与能力的比较

项目	性格	气质	能力
定义	个人对客观现实稳定的态度及与之相适应的习惯化行为方式	典型稳定的心理活动的动力特性，又称性情、秉性和脾气	人类顺利完成某种活动所必备的心理特征
特征	四特征：态度特征、理智特征、情绪特征、意志特征	更具稳定性、不易改变	各种能力独特结合称才能 各种能力最完美的结合称天才 各种能力的综合称智力
类型	两大类：对立型模式、多元型模式	四型：胆汁质、多血质、黏液质、抑郁质	两大类：一般能力、特殊能力
意义	有好坏之分，它是个性特征的核心	无好坏之分，但对心身健康有不同影响	有质量优差的差异 有发展早晚的不同 在一定程度上决定了一个人的成就

第三章
应激与健康

第一节 概 述

一、应激与心理应激理论

歌诀

首推塞里三段论，一般适应综合征。
警戒阻抗衰竭期，认知评价尤为重。
心理激源多因素，整体应对大系统。

【注释】

1. 关于应激的概念，首推加拿大汉斯·塞里（Hans Selye）1936 年提出的应激学说。塞里发现，紧急状态下的个体都有特征性的涉及全身的心理生化反应，即一般适应综合征（general adaptation syndrome，GAS）。塞里将GAS分为三阶段或称三期，即警戒期、阻抗期、衰竭期。警戒期又称动员阶段，阻抗期机体处于积极抵抗阶段，衰竭期机体因逐渐丧失抵抗能力而转入衰竭。

2. 随着研究的深入，心理学家逐渐认识到心理社会因素在应激中的意义，尤其是认知评价十分重要，应激并不伴随特定反应，而是发生于个体察觉或估计有威胁的情景之时，这就是所谓的认知应激作用理论。

3. 应激的定义前已述及，指出乎意料的紧迫情况引起的高度紧张的情绪状态。心理应激的定义是个体在察觉需求与能力不平衡时，通过整体心理和生理反应表现出来的适应过程。心理应激源可以是生物的、心理的、社会的和文化的多种内外因素。

4. 心理应激是多种因素相互作用的大系统，不是简单的因－果或刺激－反应过程。应激涉及的各种因素都存在交互作用的关系。例如，对于不同的生活事件，人们会做出不同的认知评价，不同的认知评价又决定不同的应对方式，从而会出现不同的应激反应结果，不同的应激反应结果反过来又影响生活事件本身（图 3–1–1）。

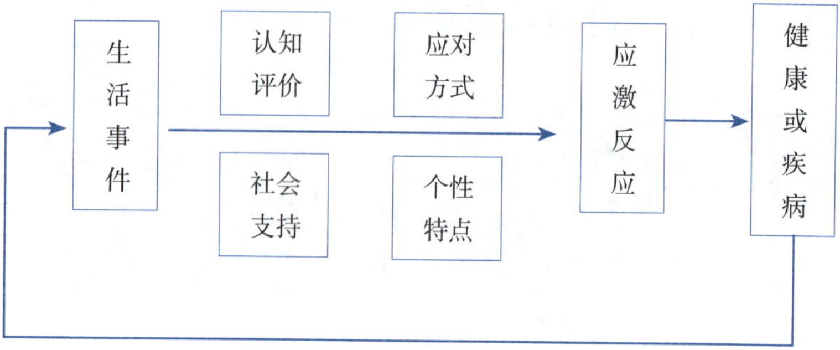

图 3–1–1　应激作用过程模型

二、心理应激研究与临床医学

歌诀

过程系统两模型，框架思路指导性。
首识健康多维度，病系心身社会因。
治疗入手缓应激，预防体系善调整。

【注释】

1. 根据心理应激的含义，总体上可将应激看成由应激源（生活事件）到应激反应的多因素作用的“过程”，心理应激是多因素系统。心理应激的“过程”或“系统”说理论模型为医学心理学研究提供了一种框架思路，并且对临床有多方面的实际指导意义。

2. 心理应激理论有助于从整体上认识人的健康，即个体实际上生活在应激多因素、多维度的动态平衡中。

3. 在病因学方面，心理应激理论有助于认识疾病的心理、生物和社会各应激因素的作用及其内在规律。

4. 在治疗方面，可从任何消除、降低或缓解应激因素的负面影响入手，达到治疗目的。干预策略包括：①控制或回避应激源；②端正认知评价；③争取更多的社会支持；④指导应对措施；⑤进行松弛训练。

5. 在预防方面，要合理调整应激刺激和各有关中间因素构成体系，实施心理保健，进行应激的无害化处理或实施积极的心理防御。

第二节　生活事件

一、生活事件与应激源

歌诀

生活事件即激源，心身社文等方面。
分门别类较困难，大体现象与事件。
前者细分七问题，后者正性负性辨。

【注释】

1. 生活事件指生活中出现的较为严重的问题，是造成心理应激并进而损伤躯体健康的主要刺激物，又称应激源，包括生物、心理、社会和文化等方面的刺激。

2. 生活事件内容广且互相交织，分类较为复杂与困难，主要有两种分类法，即按现象学分类法与按事件影响分类法（图 3-2-1）。

- 生活事件分类
  - 按现象学分类
    - 工作问题
    - 生活问题——婚恋家庭
    - 经济问题
    - 人际关系问题
    - 个人健康问题
    - 自我实现和自尊问题——失败挫折
    - 喜庆事件——心理调整
  - 按事件影响分类
    - 正性事件——积极作用
    - 负性事件——消极作用

图 3-2-1　生活事件类型

3. 生活事件现象学分类又分为 7 个方面，即工作问题，生活问题（恋爱、婚姻和家庭问题），经济问题，人际关系问题，个人健康问题，自我实现和自尊问题，喜庆事件。

4. 按事件对个体的影响又分为正性事件和负性事件。前者指对个人有积极作用的事件，通常指喜庆事件；后者指不愉快事件。

二、生活事件研究

歌诀

性质数量关健康，严重可致人死亡。
危害最大丧失感，过度紧张负影响。
量表事件四十三，变化单位值度量。

【注释】

1. 生活事件在心理病因学中具有重要意义，生活事件的质与量与健康和疾病息息相关。

2. 严重的生活事件常导致个体发生疾病甚至死亡。

3. 生活事件的致病性与其性质有关，伴心理丧失感的事件如丧偶、家庭成员死亡，对健康危害最大。此外，过度紧张的工作或学习也对健康不利。

4. 生活事件数量也决定对健康的影响程度。20 世纪 60 年代，美国精神病专家托巴斯·赫尔姆斯和理查德·瑞赫编制了社会再适应评定量表（social readjustment rating scale，SRRS），表中列出了 43 种生活事件，每种生活事件都以数字量化，用于测定个体心理刺激强度（表 3-2-1）。

5. SRRS 中生活变化单位（life change units，LCU）的具体数值可检测一个人在某一段时间内所经历的生活事件，其中配偶死亡的刺激强度为 100 单位。若 1 年内 LCU 累计超过 300 分，则第二年生病的概率为 70%；若 1 年内 LCU 为 150~300 分，则有 50% 的可能性第二年发病；若 1 年内 LCU 低于 150 分，则第二年可能健康平安。

表 3-2-1　生活变化单位计算表　　单位：分

变化事件	LCU 分值	变化事件	LCU 分值
1. 配偶死亡	100	23. 子女离家	29
2. 离婚	73	24. 姻亲纠纷	29
3. 夫妻分居	65	25. 个人取得显著成就	28
4. 服刑	63	26. 配偶参加或停止工作	26
5. 亲密家庭成员死亡	63	27. 入学或毕业	26
6. 个人受伤或患病	53	28. 生活条件发生变化	25
7. 结婚	50	29. 个人习惯的改变（如衣着、习俗、交际等）	24
8. 被解雇	47	30. 与上级发生矛盾	23
9. 复婚	45	31. 工作时间或条件的变化	20
10. 退休	45	32. 迁居	20
11. 家庭成员健康发生变化	44	33. 转学	20
12. 妊娠	40	34. 消遣娱乐的变化	19
13. 性功能障碍	39	35. 宗教活动的变化（远多于或少于正常）	19
14. 增加新的家庭成员（如出生、过继、老人迁入）	39	36. 社会活动的变化	18
15. 业务上的再调整	39	37. 少量负债	17
16. 竞技状态的变化（比通常更好或更坏）	38	38. 睡眠习惯改变	16
17. 好友死亡	37	39. 生活在一起的家庭人数变化	15
18. 改行（工作）	36	40. 饮食习惯改变	15
19. 夫妻多次吵架	35	41. 休假	13
20. 中等负担	31	42. 圣诞节	12
21. 取消赎回抵押品	30	43. 微小的违法行为（如违章过马路）	11
22. 所担负工作责任方面的变化	29		

注：LCU. 生活变化单位。

第三节 应激反应

一、概念

歌诀

应激反应身与心，有利有弊二重性。
利在健全人体格，弊在导致心身病。
量化常用症自评，变量效标与反应。

【注释】

1. 应激反应指个体因应激源引起生物、心理、社会、行为方面的变化，常称应激心身反应。

2. 应激反应具有二重性。首先，应激反应是适应内外环境的原始动力，不但可以调整与环境的契合关系，而且有利于人格和体格的健全。

3. 长期应激反应会引起心身障碍，严重影响人体健康，由此引发的疾病多为心身疾病。

4. 由于应激结果同时涉及心身各方面，目前在心理卫生工作中常采用整体反映心身健康水平的量化问卷测试方法，其中90项症状自评量表（symptom checklist 90，SCL-90）最为常用。

5. 应激反应、心身障碍与心身疾病三者之间存在紧密联系，故可将后二者作为效标变量进行多元分析，也可将后二者作为反应变量进行研究。

二、应激的心理行为反应

（一）应激情绪反应

歌诀

负性常见为四种，相互影响降功能。

焦虑反应最常见，紧张不安与担心。

交感兴奋恐愤共，抑郁消极外源性。

【注释】

1. 应激的情绪反应与健康和疾病息息相关，应激的负性情绪主要有 4 种，即焦虑、恐惧、愤怒与抑郁。

2. 上述 4 种负性情绪反应与其他心理功能和行为互相影响，可使判断力、注意力和社会适应能力下降。

3. 焦虑是应激反应中最常出现的情绪反应，常表现为紧张、不安和担心等情绪状态。

4. 恐惧是一种力图摆脱危险情境的情绪状态，愤怒是挫折和威胁激起的情绪状态，二者共同的生理基础是交感神经兴奋，肾上腺髓质分泌的儿茶酚胺增多。

5. 抑郁表现为悲哀、孤独、丧失感和厌世感等消极情绪状态，常伴食欲、性欲减退，常由重大挫折和长期病痛等原因引起，应激引起的抑郁属于外源性抑郁。

（二）应激行为反应

歌诀

行为改变五顺应，逃避回避离困境。

退化必伴依赖心，敌对攻击有共愤。

无助自怜听天命，烟酒药毒皆滥用。

【注释】

1. 机体在应激时也会发生行为改变，这是机体顺应环境的需要，包括逃避与回避、退化与依赖、敌对与攻击、无助与自怜、物质滥用 5 个方面。

2. 逃避与回避都是远离应激源的行为，二者的目的都是摆脱困境，排除烦恼。

3. 退化指受到挫折时，放弃成人应对方式而用幼稚方式应对环境变化，退化必伴随依赖心理和行为，退化与依赖多见于病重脱险后的患者或慢性病患者。

4. 敌对与攻击共同的心理基础是愤怒。敌对表现为不友好、谩骂、憎恨或羞辱别人，攻击对象可以是人或物，可针对别人或自身。例如，某些患者表现为拔输液管或引流管等自损自伤行为。

5. 无能为力、听天由命的无助心理，通常是在经过反复应对不能奏效时产生，其心理基础包含了一定的抑郁成分；自怜多见于独居及对外界环境缺乏兴趣者，当他们遇到应激时常独自哀叹，缺乏自尊。

6. 某些人在应激情境下常以大量饮酒、吸烟，滥用兴奋剂或毒品来摆脱烦恼与困境，明知对身体有害，却因能暂时麻痹自己而不能自拔。

应激情绪反应和应激行为反应的内在联系见图 3-3-1。

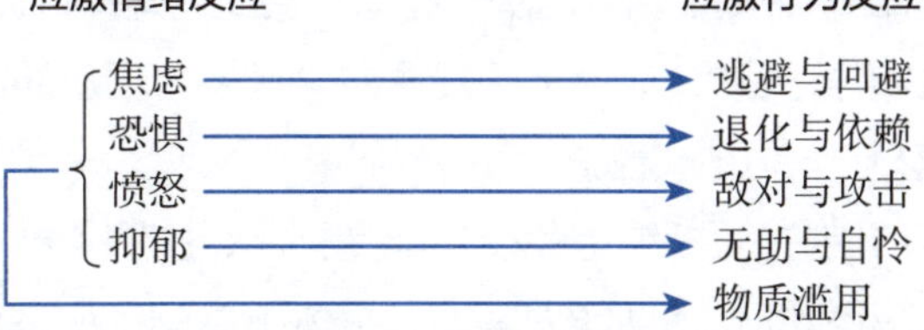

图 3-3-1　应激情绪反应与应激行为反应的内在联系

三、应激的生理反应

歌诀

主要涉及三系统，两轴激活免疫紊。
初期交感活性高，过久副交感兴奋。
激素增多血糖升，细胞免疫降功能。

【注释】

1. 应激的生理反应涉及神经系统、内分泌系统和免疫系统，三大系统也是最终影响心身健康的中介机制，这 3 条中介途径其实是一个整体。

2. 3 条中介分别是心理－神经中介机制、心理－神经－内分泌中介机制与心理－神经－免疫机制，分别简称为“神经机制”、“内分泌机制”与“免疫机制”。神经机制主要通过交感神经－肾上腺髓质轴进行调节；内分泌机制主要通过下丘脑－垂体－肾上腺皮质轴进行调节；免疫机制是最新认识的心身中介机制，强烈应激损害下丘脑，造成皮质激素分泌过多，使内环境严重紊乱。

3. 神经机制通过交感－肾上腺髓质轴进行调节。急性应激初，交感神经兴奋，活性增高，非特异系统功能增高，营养系统功能则降低，但应激过强或过久，副交感活动相对增强或紊乱，出现血压下降，甚至休克，出现心输出量减少、血糖降低等。

4. 内分泌机制通过下丘脑－垂体－肾上腺轴调节，当应激源作用强烈或持久时，促肾上腺皮质激素增多，糖皮质激素分泌增多，血糖上升，抗体增加。

5. 免疫机制主要指细胞免疫功能受抑制，胸腺和淋巴组织退化或萎缩，巨噬细胞活动能力下降，机体抗感染、变态反应和自身免疫能力下降。

第四节 应对方式

一、应对概念

歌诀

应对策略知与行，概念广义多维综。
过程涉及各环节，主体角度多内容。
指向缓冲与个性，也可狭义另蹊径。

【注释】

1. 应对是个体对生活事件，以及因生活事件而出现自身不平稳状态所采取的认知和行为措施。

2. 应对概念内涵、外延广泛，且多维度，是认知活动和行为的综合体。

3. 应对活动涉及应激作用过程各个环节（图 3-4-1）。

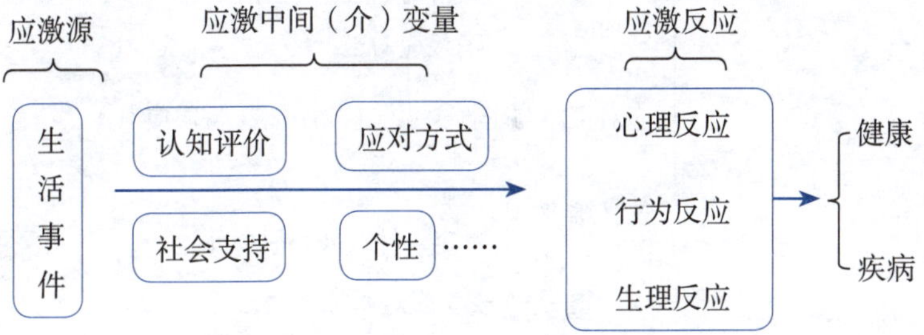

图 3-4-1　认知心理应激作用过程示意

4. 从应对主体角度来看，应对活动涉及的内容颇多，如个体的再评价、行为操作和躯体变化等；从应对指向性来看，有的针对事件，有的针对情绪反应；从缓冲应激作用是否有利于健康来看，有积极应对和消极应对。

5. 从应对策略与个性关系来看，存在应对风格的不同，即特质应对。

6. 目前在应对研究领域虽提倡从广义多角度入手，体现在将生活事件的各种应对策略尽可能多地列入研究范围，但也可以从相对狭义角度进行研究。例如，针对疾病这一特定事件，甚至可以只选择研究心肌梗死患者否认应对的策略。

应对概念见图 3-4-2。

- 应对概念
  - 过程角度
    - 生活事件
    - 认知评价
    - 社会支持
    - 情绪反应
  - 主体角度
    - 心理活动
    - 行为操作
    - 躯体变化
  - 指向性
    - 问题关注应对
    - 情绪关注应对
  - 缓冲应激
    - 积极应对
    - 消极应对
  - 应对策略与个性关系　应对风格（特质应对）
  - 狭义维度
    - 疾病
    - 特定事件，如心肌梗死

图 3-4-2　应对概念

二、应对研究

歌诀

应对重要中介量，相关因素诸多项。
围绕心理病因学，量化研究多种样。
经典问卷福克曼，国内肖卢沈与姜。

【注释】

1. 目前，关于“应对是应激事件和应激心身反应的重要中介变量”的观点已被广泛接受。

2. 应对与各种应激有关因素之间存在相互影响和制约的关系。应对与生活事件、认知评价、社会支持、个性特征、应激反应等各种应激有关因素相关，还与性别、年龄、文化、职业、身体素质等有关。

3. 在应激研究领域内，许多是围绕应对在心理病因学中的意义展开的。例如，癌症的发生、发展、转归、预后与心理社会因素明显相关，通过对癌症患者应对策略与应激有关因素的相互关系的认识，可以丰富肿瘤治疗的“武库”。

4. 应对的量化研究多种多样。福克曼（Folkman）1985 年修订的应对量表将应对分为 8 种，即对抗、淡化、自控、求助、自责、逃避、计划和自评，属于经典应对问卷。

5. 国内肖计划、卢抗生、沈晓红与姜乾金结合中国国情分别提出了 6 种、5 种、3 种应对策略及特质应对方式，应对风格各有千秋。

三、心理防御机制

歌诀

九种四型对号座，否认曲解与反射。
转移反向合理化，退行幻想遭挫折。
潜抑遗忘最成熟，最好升华与幽默。

【注释】

1. 心理防御机制属潜意识，虽与应对不属于同一范畴，但也存在着内部联系，二者都是心理的自我保护措施。弗洛伊德最早提出 9 种防御机制，即否认、转移、反向（作用）、合理化、退行、幻想、潜抑、幽默、升华，Vaillant 将其划分为 4 种类型，即自恋型、神经症型、不成熟型与成熟型（表 3-4-1）。

表 3-4-1　心理防御机制的类型与内容

类型	内容
自恋型	否认、曲解、外射（向）
神经症型	转移、反向（作用）、合理化、隔离
不成熟型	退行、幻想、内射
成熟型	潜抑、遗忘、幽默、升华

2. 否认是一种原始和简单的心理防御，是否定已发生的痛苦，当作根本没有发生过，以减轻心理负担。

3. 转移、反向（作用）、合理化均属于神经症型防御机制。

（1）转移：指在潜意识中，将对某一对象的情绪、欲望或态度转向另一个可替代的对象上，如“迁怒于人”，心理治疗中的正负移情作用也属于转移，医师可借此促进治疗。

（2）反向（作用）：指在潜意识中，将不能直接表达的欲望和冲动，以完全相反的方式表现出来，如“此地无银三百两”，再如某些神经症患者，因为怕自己杀人，见到刀剪等锐器就会紧张不安。

（3）合理化：又称文饰作用，指遭受挫折或无法达到追求目标时，常会以各种理由为自己辩解，如《伊索寓言》中的酸葡萄心理。

4. 退行、幻想属于不成熟型防御机制。

（1）退行：指遭遇严重挫折时，使用幼稚方式应对环境变化，如各种危重症患者经抢救脱险后，仍不愿离开监护室，癔症和疑病症退行机制应用最多（退行又称退化）。

（2）幻想：指遭遇困境时，以异想天开来满足自己的欲望，如白日梦、灰姑娘心理等，常见于人格不成熟的人或者精神障碍患者。

5. 成熟的防卫机制包括潜抑、升华与幽默。其中，潜抑是最基本的心理防御机制，是把不能被意识接受的冲动、欲望压抑到潜意识领域，以保持心境安宁，表现为将痛苦的事情“遗忘”。

6. 升华与幽默都是积极而成熟的防御机制。

（1）升华：是适应环境最具积极意义的防御机制。升华机制是将潜意识中某种不能直接表达、不为社会认同的动机与欲望，导向被社会广泛认同和接受的目标和方向上，如司马迁的挫折与《史记》的成就；歌德初恋的失败与佳作《少年维特之烦恼》等。

（2）幽默：指在适当场合，打破窘境，改变困境局面的一种成熟防御机制，幽默有益心身健康。

趣味理解法

1. 沙漠里的鸵鸟，被追赶而跑不掉时，就把头埋在沙子里，这是最原始而简单的心理防御机制——否定作用。小孩子不小心打破了花瓶，因闯祸而害怕，马上会用双手把自己的眼睛蒙起来，这也是否定作用的表现。

2. 成语“爱屋及乌”属于转移作用机制。意思是爱一个人，连带地爱护停留在他屋顶上的乌鸦。

3. 某人丢了钱或被人偷了财物，就说“破财免灾”；不小心打了碗，就说岁岁（碎碎）平安；阿Q挨了打，说是“儿子打老子”；楚霸王战败，归咎于“天亡我也，非战之过”。以上数例都属于合理化防御机制！

4. 西汉太史令司马迁，遭到“宫刑”的奇耻大辱，但他并没有消沉，而是发愤著书，以惊人的毅力著成了传颂千古的《史记》，这是因为司马迁先生成功地应用了升华防御机制，他在序言中谈道：“文王拘而演周易；仲尼厄而作春秋；屈原放逐，乃赋离骚；左丘失明，厥有国语；孙子膑足，兵法修列；不韦迁蜀，世传吕览，韩非囚秦，说难孤愤，诗书三百篇，大抵圣贤发愤之为也。”上述实例，均为超越逆境的升华作用。

5. 古希腊大哲学家苏格拉底，不幸有位脾气暴躁的夫人，一次苏格拉底正给学生们讲学，夫人居然当众大骂并将一桶水浇在苏格拉底身上，当时局面十分尴尬，这时苏格拉底淡淡一笑，对学生说：“我早就知道，打雷之后，接着肯定要下雨。”本来难为情的场面，通过幽默防御机制，也就大事化小、小事化了了。

第五节　个性与应激

歌诀

个性相关应激因，影响感知认知评。
决定应对方与略，直关支持充分用。
应激程度也有关，个性情绪联疾病。

【注释】

1. 一个人的个性与应激过程各环节、应激反应各因素之间皆相关。个性影响感知、认知与应对方式；个性与社会支持有联系，个性与应激反应的形成和程度也相关。

2. 个性影响个体对生活事件的感知，甚至决定生活事件的形成，特别是主观事件的频度与负性事件的判断。个性也影响认知评价，包括初级评价和次级评价，个性缺陷者由于其非理性认知偏差，可导致较多心身症状。

3. 个性影响应对方式，不同类型的个体面临应激时可表现出不同的应对策略。例如，A 型性格（人格）的人较 B 型性格的人更多采用积极正视问题的应对行为，而不是逆来顺受。

4. 个性相关支持系统。个性直接影响主观社会支持和支持利用度。例如，一个孤僻内向、不善交际的人很难充分利用社会支持。

5. 个性与应激反应的形成和程度也有关。面临同样的生活事件，不同个性的人可出现完全不同的心身反应结果。

6. 人们早已知晓，在个性、情绪、疾病之间存在联系，特定个性易导致特定的负性情绪反应，进而引起心身症状，也就是说，情绪是个性与疾病之间的桥梁。

趣味理解法

关于情绪与疾病的联系，中医早有认识。如《黄帝内经》的五志学说与陈无择的七情学说。五志指的是神、魂、魄、意、志，对应五脏心、肝、脾、肺、肾；七情指的是喜、怒、忧、思、悲、恐、惊。陈氏在《三因极一病证方论》中指出：“怒伤肝，喜伤心，忧思伤脾，悲伤肺，惊恐伤肾。”俗话说：“笑一笑，十年少；愁一愁，白了头。”说明心情好，情绪乐观，将大大有助于健康。法国有句谚语也说：“一个小丑进城，胜过一打医生。”由此可见，古今中外都认可情绪关联着健康与疾病。

第四章
心理评估

第一节　心理评估与心理测验

一、基本概念

歌诀

心理现象客观估，全面深入来描述。
技术素质要求高，方法观察与谈晤。
心理测验四含义，五型百种“机”辅助。

【注释】

1. 应用多种方法获得的信息，对个体某一心理现象进行全面、系统和深入的客观描述，这一过程称心理评估，其应用于临床医学目的者称临床心理评估或称心理诊断。

2. 由于心理现象较复杂，对心理评估者的技术和素质要求都较高（表 4-1-1）。

3. 心理评估的方法主要采用观察法与晤谈技术。

（1）观察法：是获得信息的常用手段，要明确观察的目标、内容、行为与观察时间。

表 4-1-1 心理评估者应具备的素质

应具备的素质	内容
技术方面	系统了解心理学、病理心理学 较好地掌握心理评估的理论与操作 与各种年龄、职业、教育水平、社会地位及各种患者的交往经验
心理素质	具备健康人格 乐于并善于与人交往并能建立和睦关系 有接纳性和通情达理

（2）晤谈：要斟酌用词，恰当提问，记录要点，注意倾听与非言语沟通。提问类型有 5 种，即开放性提问、促进性提问、阐明问题提问、质的提问与封闭式提问。

4. 在心理评估中，心理测验占有十分重要的地位。它是指在标准情境下，对个人行为样本进行客观分析和描述的一类方法，通常要应用心理量表加以量化。

5. 心理测验有 4 点重要含义，即行为样本、标准情境、结果描述与心理测验工具。

6. 目前临床上常用的心理测验有百余种，通常按目的和功能分为 5 种类型，即能力测验、人格测验、神经心理测验、评定量表测验及职业咨询测验（表 4-1-2）。

表 4-1-2 临床常用心理测验

常用心理测验	内容
能力测验	智力测验、心理发展量表、适应行为量表、特殊能力测验
人格测验	卡特尔 16 项人格问卷、艾森克个性问卷、明尼苏达多相人格调查表
神经心理测验	正常人脑功能、脑损伤定位
评定量表	精神科、临床与科研
职业咨询测验	职业兴趣问卷、性向测验、特殊能力测验

7. 近年来，计算机辅助心理测验发展迅速，极大地提高了测定效率并自动分析测验结果，这是心理测验的一个新方向。

二、心理测验的选择原则与合理使用

歌诀

选择原则有五条，依据目的组合好。
标准化高常模合，引进再修已熟晓。
合理应用注意三，防滥善析“火候”到。

【注释】

1. 心理测验的选择很重要，共有以下5条原则。

（1）根据临床或不同的科研目的选择与组合。

（2）优先选用标准化程度高的测验。所谓标准化心理测验是指通过一套标准程序，规范测定内容，制定评分标准，固定实施方法，而且具备心理测量学技术指标，并得到国际认可的心理测验。

（3）选择常模样本必须符合该试验要求。所谓常模是指某种心理测验在人群中测查的可比较的标准，常模样本具有代表性。

（4）引进国外的心理测验在使用前应进行修订。

（5）主试者选用自己熟悉和有使用经验的测验。

2. 为使心理测验发挥更大效用，应合理使用各种心理测验，合理使用应注意以下3个方面。

（1）防止滥用心理测验。

（2）心理医师应善于综合分析被试者的有关资料，做出符合实际情况的判断。

（3）注意选择实施测验的时机，掌握“火候”，未建立良好协调关系时，暂不宜测查。

第二节 智力评估

一、智商与智力

歌诀

智力量化是智商，个体水平可衡量。
比率智商限年龄，离差智商通用方。
计算公式要掌握，智力等级据此详。

【注释】

1. 智商（intelligence quotient，IQ）是智力测验结果的量化单位，是用于衡量个体智力发展水平的一种指标。

2. 比率智商 $=MA/CA\times100$，其中 MA 为智龄，CA 为实龄，该公式说明了某儿童的智力水平与同龄儿童平均智力水平的比较，但适用的最高实际年龄限制为 16 岁。

3. 离差智商 $=100+15(X-M)/sd$，其中 X 为被试者的成绩，M 为样本成绩均数，sd 为样本成绩标准差。离差智商克服了比率智商受年龄限制的缺点，已成为通用的智商计算方法。

4. 离差智商的计算公式要掌握，上述公式中的（$X-M$）/ sd 实际上是标准分（Z）的计算公式，离差智商实际上不是一个商数。

5. 智力可按一定标准分出种类与等级，目前国际上智力主要采用 IQ 分级方法，智商与智力等级关系见表 4-2-1。

表 4-2-1　智力水平的名称与划分

单位：分

智力等级名称	韦氏量表（s=15）	斯坦福－比奈量表（s=16）
最优秀	130 以上	132 以上
优秀	120~129	123~131
中上	110~119	111~122
中等（平常）	90~109	90~110
中下	80~89	79~89
边缘（临界）	70~79	68~78
轻度智力缺损	55~69	52~67
中度智力缺损	40~54	36~51
重度智力缺损	25~39	20~35
极重度智力缺损	＜25	＜20

注：s 为 scale 的缩写，指分量表、分测验。

二、常用智力测验和发展量表

歌诀

智力测验多种样，韦式量表用最常。

总量表含十一份，换算可知三智商。

尚有斯－比考夫曼，适应行为童成长。

【注释】

1. 智力测验的形式多种多样，有的采用单个测验的形式，有的采用成套的形式，国际通用的有韦氏智力量表、斯坦弗－比奈智力量表和考夫曼儿童能力成套测验等。

2. 目前临床中用得最多的是韦氏智力量表（W–S），包括成年期、儿童期和学龄前期 3 个年龄版本。我国根据国情分别制定了城市和农村两套常模。

3. 以中国修订韦氏成人智力量表为例，该总量表有 11 个分测验，即知识（I）、领悟（C）、算术（A）、相似性（S）、背数（D）、词汇（V）、数字符号（SD）、填图（PC）、积木图案（BD）、图片排列（PA）、拼物（OA），其中 6 个为言语量表，5 个为操作量表。

4. 完成全部项目测试后，分别查相应换算表，可得到各分测验量表分及 3 个智商。3 个智商分别是全量智商（FIQ）、言语智商（VIQ）与操作智商（PIQ）。

5. 常用智力测验除韦氏智力量表外，还有斯坦弗 - 比奈量表（S-B）、考夫曼儿童能力成套测验（K-ABC）。前者是世界上第一个智力量表，后者是目前国外较新颖的儿童智力量表，二者在教育领域使用较多。

6. 发展量表主要有 2 种，即适应行为量表与儿童发展量表。前者广泛应用于智力低下的诊断、分类与训练等，后者主要包括儿童身体生长和心理发展两部分内容。

第三节 人格评估

一、明尼苏达多相人格调查表

歌诀

问卷投射最常用，前者有表自测定。
MMPⅠ为代表，四个效度十临症。
研究病理心理学，应用广泛标 T 分。

【注释】

1. 评估人格的方法很多，包括观察、晤谈、行为评定量表、问卷法和投射测验等，以后二者常用。

2. 问卷法也称自测量表，临床常用量表有明尼苏达多相人格调查表（Minnesota multiphasic personality inventory，MMPI）、艾森克人格问卷（Eysenck personality questionnaire，EPQ）、卡特尔16项人格测验（sixteen personality factor questionnaire，16PF），尤以MMPI最为常用，最具代表性。

3. MMPI适用于13岁以上青少年和成人，既可个别测查，也可团体测查，共有566个题目，其内容分为26类，涉及人生体验的广泛领域（表4-3-1），其中1~399题与临床有关。MMPI常用4个效度量表和10个临床量表。4个效度量表指疑问（Q）、掩饰（L）、诈病（F）与校正分（K）；10个临床量表指疑病量表（Hs）、抑郁量表（D）、癔症量表（Hy）、心理病态偏倚量表（Pd）、性度量表（Mf）、妄想量表（Pa）、精神衰弱量表（Pt）、精神分裂症量表（Sc）、躁狂症量表（Ma）、社会内向量表（Si）。

4. MMPI主要用于病理心理的研究。在精神医学领域主要用于协助临床诊断；在心身医学领域主要用于多种心身疾病的人格特征研究；在行为医学领域既可用于行为障碍的人格特征研究，也可用于司法鉴定。

5. MMPI应用十分广泛，各量表结果都采用T分形式，$T=50+10(X-M)/sd$，其中X为原始分，M为原始分均值，sd为标准差，如抑郁量表（D）$\geqslant 70$被认为存在抑郁障碍，但在具体分析时应综合各量表T分高低，例如，神经症患者的Hs、D、Hy与Pt分高，而精神障碍患者往往是D、Pd、Pa和Sc分高。

表 4-3-1 MMPI 项目内容分类

项目内容	项目数量	项目内容	项目数量
1. 一般健康	9	14. 对性的态度	16
2. 一般神经症状	19	15. 对宗教的态度	9
3. 脑神经	11	16. 政治、法律秩序	46
4. 运动与协调动作	6	17. 社会态度	72
5. 敏感性	5	18. 抑郁情感	32
6. 血管运动、营养、言语、内分泌	10	19. 躁狂情感	24
7. 呼吸、循环系统	5	20. 强迫状态	15
8. 消化系统	11	21. 妄想、幻想、错觉、疑虑	31
9. 泌尿生殖系统	5	22. 恐怖症	29
10. 习惯	19	23. 施虐狂、受虐狂	7
11. 家庭、婚姻	26	24. 志气	33
12. 职业关系	18	25. 男、女性倾向	55
13. 教育关系	12	26. 想把自己表现得好一点的态度	41

注：MMPI. 明尼苏达多相人格调查表。

趣味理解法

心理 CT——MMPI

1. 众所周知，CT 指计算机体层成像，具有高清晰度、高分辨率、病变检出率与诊断符合率均高等优越性，而 MMPI 在国内最为常用，在病理心理学、精神医学、心身医学、行为医学等领域应用十分广泛，堪称“心理 CT”。

2. 法国大作家维克多·雨果曾说过：“世界上最宽阔的是海洋，比海洋更宽阔的是天空，比天空更宽阔的是人的胸怀。”宽阔的胸怀离不开健康的心理，而心理是否健康，测定 MMPI 便知分晓，故称为“心理 CT”。

二、艾森克人格问卷

歌诀

成人儿童不同项，组成三维一效量。
神经质维查情绪，人格特征内外向。
精神质维掩饰表，T分判断人格样。

【注释】

1. 艾森克人格问卷（EPQ）在国际上广泛应用，有成人与儿童两大类型，成人问卷适用于测查16岁以上的成人，儿童问卷适用于7~15岁儿童。国外EPQ成人版本101项，儿童97项；在我国龚耀先修订本中成人和儿童均为88项。

2. EPQ由3个人格维度和1个效度量表组成。3个人格维度指神经质维度、内外向维度、精神质维度，1个效度量表指掩饰量表。

3. 神经质（N）维度可反映情绪稳定性。高分反映易焦虑、易抑郁和强烈情绪反应倾向。

4. 内外向（E）维度可反映内外向人格特征。高分反映个性外向，低分反映个性内向。

5. 精神质（P）维度可反映与精神病理有关的人格特征，高分者缺乏同情心，不关心别人，对别人不友好，好攻击，难以适应外部环境，也可能极其与众不同。

6. 掩饰（L）量表可反映是否朴实，高分在国内反映遵循社会习俗与道德规范，在国外表明隐瞒。

7. EPQ结果采用标准T分表示，根据各维度T分高低判断人格倾向和特征，N维度结合E维度，可进一步判断4种人格特征（气质）或移行型人格。参见前述艾森克个性维度（图2-5-6）。

第四节 评定量表

一、症状评定量表

歌诀

量化客观可比较，常用量表有三套。
症状自评九十项，十个因子近况晓。
焦虑抑郁自评表，四级选择二十条。

【注释】

1. 评定量表是临床心理评估和研究的常用方法，具有数量化、标准化、可比较和简便易用等特点。

2. 常用量表包括反映心理健康状况的症状评定量表、与心理应激和应对有关的评定量表，以及其他评定量表3套。常用症状评定量表又分为90项症状自评量表、焦虑自评量表及抑郁自评量表3种。

3. 90项症状自评量表（SCL-90）由90个反映常见心理症状的项目组成（表4-4-1）。

4. SCL-90分出10个症状因子，即躯体化（12项）、强迫症（10项）、人际敏感（9项）、抑郁（13项）、焦虑（10项）、敌意（6项）、恐怖（7项）、偏执（6项）、精神病性（10项）、附加项（7项）。通过症状自评，按“没有、很轻、中等、偏重、严重”等级以1~5级选择评分，可了解被试者最近情况。

5. 焦虑自评量表（self-rating anxiety scale，SAS）由20个与焦虑症状有关的条目组成，适用于成人焦虑障碍（表4-4-2）。

6. 抑郁自评量表（self-rating drpression scale，SDS）由20个与抑郁症状有关的条目组成，适用于成人抑郁障碍（表4-4-3）。

表 4-4-1　90 项症状自评量表（SCL-90）内容

序号	内容	序号	内容
1	头痛	26	经常责怪自己
2	神经过敏，心中不踏实	27	腰痛
3	头脑中有不必要的想法或字句盘旋	28	感到难以完成任务
4	头晕或晕倒	29	感到孤独
5	对异性的兴趣减退	30	感到苦闷
6	对旁人责备求全	31	过分担忧
7	感到别人能控制您的思想	32	对事物不感兴趣
8	责怪别人制造麻烦	33	感到害怕
9	忘性大	34	感情容易受到伤害
10	担心自己的衣饰整齐及仪态的端正	35	旁人能知道您的私下想法
11	容易烦恼和激动	36	感到别人不理解您、不喜欢您
12	胸痛	37	感到人们对您不友好、不喜欢您
13	害怕空旷的场所或街道	38	做事必须做得很慢以保证做得正确
14	感到自己的精力下降，活动减慢	39	心跳得很厉害
15	想结束自己的生命	40	恶心或胃部不舒服
16	听到旁人听不到的声音	41	感到比不上他人
17	发抖	42	肌肉酸痛
18	感到大多数人不可信任	43	感到有人在监视您、谈论您
19	食欲不好	44	难以入睡
20	容易哭泣	45	做事必须反复检查
21	同异性相处时感到害羞不自在	46	难以做出决定
22	感到受骗、中了圈套或有人想抓住您	47	怕乘电车、公共汽车、地铁或火车
23	无缘无故地感到害怕	48	呼吸困难
24	自己不能控制地大发脾气	49	一阵阵发冷或发热
25	怕单独出门	50	因为感到害怕而避开某些东西、场合

续表

序号	内容	序号	内容
51	脑子变空了	71	感到任何事情都很困难
52	身体发麻或刺痛	72	一阵阵恐惧或惊恐
53	喉咙有梗咽感	73	感到在公共场合吃东西很不舒服
54	感到前途没有希望	74	经常与人争论
55	不能集中注意	75	单独一人时神经很紧张
56	感到身体的某一部分软弱无力	76	别人对您的成绩没有做出恰当的评价
57	感到紧张或容易紧张	77	即便和别人在一起也感到孤单
58	感到手或足发重	78	感到坐立不安、心神不定
59	感到死亡的事	79	感到自己没有什么价值
60	吃得太多	80	感到熟悉的东西变成陌生或不像是真的
61	当别人看着您或谈论您时感到不自在	81	大叫或摔东西
62	有一些不属于您自己的想法	82	害怕会在公共场合晕倒
63	有想打人或伤害他人的冲动	83	感到别人想占您的便宜
64	醒得太早	84	为一些有关性的想法而很苦恼
65	必须反复洗手、点数目或触摸某些东西	85	认为应该因为自己的过错而受到惩罚
66	睡得不稳不深	86	感到要赶快把事情做完
67	有想摔坏或破坏东西的冲动	87	感到自己的身体有严重问题
68	有一些别人没有的想法或念头	88	从未感到和其他人很亲近
69	感到对别人神经过敏	89	感到自己有罪
70	在商店或电影院等人多的地方感到不自在	90	感到自己的脑子有毛病

表 4-4-2　焦虑自评量表（SAS）内容

序号	内容	序号	内容
1	我觉得闷闷不乐、情绪低沉	11	我的头脑跟平常一样清楚
2	我觉得一天之中早晨最好	12	我觉得经常做的事情并没有困难
3	我一阵阵哭出来或觉得想哭	13	我觉得不安而平静不下来
4	我晚上睡眠不好	14	我对将来抱有希望
5	我吃得跟平常一样多	15	我比平常容易生气、激动
6	我与异性密切接触时和以往一样感到愉快	16	我觉得做出决定是容易的
7	我发觉我的体重在减轻	17	我觉得自己是个有用的人，有人需要我
8	我有便秘的苦恼	18	我的生活过得很有意思
9	我心跳得比平时快	19	我认为我死了别人会生活得好些
10	我无缘无故地感到疲乏	20	平常感兴趣的事我仍然感兴趣

表 4-4-3　抑郁自评量表（SDS）内容

序号	内容	序号	内容
1	我感到比往常更加神经过敏和焦虑	11	我因阵阵的眩晕而不舒服
2	我无缘无故感到担心	12	我有阵阵要晕倒的感觉
3	我容易心烦意乱或感到恐慌	13	我呼吸时进气和出气都不费力
4	我感到我的身体好像被分成几块，支离破碎	14	我的手指和足趾感到麻木和刺痛
5	我感到事事都很顺利，不会有倒霉的事情发生	15	我因为痛和消化不良而苦恼
6	我的四肢抖动和震颤	16	我必须时常排尿
7	我因头痛、颈痛和背痛而烦恼	17	我的手总是温暖而干燥
8	我感到无力且容易疲劳	18	我觉得脸发热、发红
9	我感到很平静，能安静地坐下来	19	我容易入睡，晚上休息很好
10	我感到我的心跳很快	20	我做噩梦

7. SAS、SDS 评分方法相似，每项问题后都有 1~4 级评分选择：①很少有；②有时有；③大部分时间有；④绝大部分时间有。将所有项目评分相加，即得到总分，总分超过 40 分可考虑焦虑筛查阳性，总分超过 41 分可考虑抑郁筛查阳性。

二、其他评定量表

歌诀

其他量表近百种，筛选张李氏评定。
A 型人格六十条，问卷包括三部分。
生活质量综合卷，七十四项五级评。

【注释】

1. 其他评定量表临床应用亦颇多，达数十种甚至近百种之多，最常用的是张伯源主持修订的 A 型行为类型评定量表，以及李凌江编制的生活质量综合问卷。

2. A 型行为类型亦称 A 型性格或人格，该问卷共 60 条，包括 3 个部分："TH" 25 条，反映紧迫感等特征；"CH" 25 条，反映逞强、敌意、无耐性等特征；"L" 10 条，检测回答真实性（表 4-4-4）。

3. 生活质量综合问卷共有 74 个项目，分为躯体功能、心理功能、社会功能及物质生活状态 4 个维度。问卷采用五级评分，评价指标为总分，评分越高，生活质量越好（略）。

表 4-4-4　A 型行为类型评定量表内容

序号	内容	序号	内容
1	我常常力图说服别人同意我的观点	17	有时连我自己都觉得，我所操心的事远远超过我应该操心的范围
2	即使没有什么要紧事，我走路也很快	18	无论做什么事，即使比别人差，我也无所谓
3	我经常感到应该做的事很多，有压力	19	我总不能像有些人那样，做事不紧不慢
4	即使决定了的事别人也很容易使我改主意	20	我从来没有想过要按照自己的想法办事
5	我常常因为一些事大发脾气或和人争吵	21	每天的事都使我的神经高度紧张
6	遇到买东西排长队时，我宁愿不买	22	在公园里赏花、观鱼等，我总是先看完，等着同来的人
7	有些工作我根本安排不了，只是临时挤时间去做	23	对别人的缺点和毛病，我常常不能宽容
8	我上班或赴约会时，从来不迟到	24	在我所认识的人里，个个我都喜欢
9	当我正在做事，谁要是打扰我，不管有意无意，我都非常恼火	25	听到别人发表不正确的见解，我总想立即纠正他
10	我总看不惯那些慢条斯理、不紧不慢的人	26	无论做什么事，我都比别人快一些
11	有时我简直忙得透不过气来，因为该做的事太多了	27	当别人对我无礼时，我会立即以牙还牙
12	即使跟别人合作，我也总想单独完成一些更重要的部分	28	我觉得我有能力把一切事情办好
13	有时我真想骂人	29	聊天时，我也总是急于说出自己的想法，甚至打断别人的话
14	我做事喜欢慢慢来，而且总是思前想后	30	人们认为我是一个相当安静、沉着的人
15	排队买东西，要是有人加塞，我就忍不住指责他或出来干涉	31	我觉得世界上值得我信任的人实在不多
16	我觉得自己是一个无忧无虑、逍遥自在的人	32	对未来我有许多想法，并总想一下子都能实现

续表

序号	内容	序号	内容
33	有时我也会说人家闲话	47	很多事如果由我负责，情况要比现在好得多
34	尽管时间很宽裕，我吃饭也快	48	有时我会想到一些坏得说不出口的事
35	听人讲话或报告时我常替讲话人着急，我想还不如我讲呢	49	即使受工作能力很差的人领导，我也无所谓
36	即使有人冤枉了我，我也能够忍受	50	必须等待什么的时候，我总是心急如焚，像“热锅上的蚂蚁”
37	我有时会把今天做的事拖到明天去做	51	当事情不顺利时我就想放弃，因为我觉得自己能力不够
38	人们认为我是一个干脆、利落、高效率的人	52	假如我可以不买票白看电影，而且不会被发现，我可能会这样做
39	有人对我或我的工作吹毛求疵时，很容易挫伤我的积极性	53	别人托我办的事，只要答应了，我从不拖延
40	我常常感到时间晚了，可一看表还早呢	54	人们认为我做事很有耐性，干什么都不着急
41	我觉得我是一个非常敏感的人	55	约会或者搭车、搭船，我从不迟到。假如对方耽搁了，我会生气、恼火
42	我做事总是匆匆忙忙的，力图用最少的时间办尽量多的事情	56	我每天都要看电影或者看电视，不然心里就不舒服
43	犯错误后，我每次都愿意承认	57	许多事本来可以大家分担，可我喜欢一人去干
44	坐公共汽车时，我总觉得司机开车太慢	58	我觉得别人对我的话理解太慢，甚至像理解不了我的意思似的
45	无论做什么事，即使看着别人不好我也不想拿来替他做	59	人家说我是个厉害的暴性子的人
46	我常常为工作没做完，一天又过去而忧虑	60	我常常比较容易看到别人的缺点而不容易看到别人的优点

第五章
心理治疗

第一节　概　述

一、心理干预与心理治疗的基本概念

歌诀

心理干预巧施加，心理治疗最常法。
基本要素三方面，识能理术程序化。
治疗角色两层面，流派疗法十大家。

【注释】

1. 心理干预是在心理学理论指导下有计划、按步骤地对一定对象的心理活动、个性特征或心理问题施加影响，使之发生指向预期目标变化的过程，故称巧施加。心理干预包括心理治疗、心理咨询、心理康复和心理危机干预等。

2. 心理治疗是心理干预中最常用的方法。所谓心理治疗是指以医学心理学的各种理论体系为指导，以良好医患关系为桥梁，应用各种心理学技术或通过仪器，以及一定的训练程序，改善患者的心理条件，增强抗病能力，从而消除心身症状，达到治疗的目的。

3. 心理治疗的基本要素主要有以下 3 个方面。

（1）治疗者必须具备一定的心理学知识与技能。

（2）使用各种心理学理论和技术。

（3）治疗要按一定程序进行。

4. 治疗者角色应具备 2 个层面，即认知层面与非认知层面，前者指知识、逻辑、是非判断等，后者包括心理动力、行为习惯、神经类型、潜能与自动性思维等（图 5-1-1）。

- 治疗者角色
  - 认知层面
    - 知识
    - 逻辑
    - 是非判断
  - 非认知层面
    - 心理动力
    - 行为习惯
    - 神经类型
    - 潜能
    - 自动性思维

图 5-1-1　治疗者角色

5. 心理治疗流派众多，新的方法或手段如雨后春笋，目前主要的心理疗法有 10 种，即精神分析法、行为疗法、认知疗法、患者中心疗法、森田疗法、暗示和催眠疗法、松弛疗法、生物反馈疗法、支持疗法与集体疗法。

二、心理治疗的适用范围

歌诀

心疗范围日益广，适应不良者首当。
各类行为问题者，急病慢性病程长。
各种心身病患者，精神分裂神经障。

【注释】

1. 心理治疗的应用范围越来越广泛，主要应用于综合医院有心身疾病的患者、精神科患者、各类行为问题及社会适应不良者。

2. 心理疗法首先广泛适用于社会适应不良者。正常人在生活中会遇到许多难以应对的心理社会压力，从而导致适应困难，出现心理、行为和躯体症状，此时可使用支持疗法、松弛训练、认知改变、危机干预、应对技巧训练等。

3. 心理治疗还用于各种不良行为的矫正，如性行为障碍、人格障碍、儿童行为障碍、烟瘾、酒瘾、口吃、遗尿、肥胖症等，可选择的疗法包括性治疗、认知行为矫正疗法、正强化等。

4. 心理治疗还可用来治疗急症患者存在的严重焦虑、抑郁等心理反应，以及慢性病病程较长者（如慢性疼痛患者）的行为矫正治疗、康复疗养患者的集体支持治疗等。

5. 心理治疗也能用以治疗心身疾病，首先，针对致病的心理因素，如矫正冠心病患者的 A 型行为；其次，直接针对疾病的病理过程的心理学矫正措施，如针对高血压的松弛训练等。

6. 心理治疗也能治疗恢复期精神分裂症，以及各种神经症，如神经衰弱、癔症、焦虑障碍、抑郁障碍、强迫症、恐怖症、疑病症等。

心理治疗适用范围见图 5-1-2。

- 心理治疗适应证
  - 适应不良　正常人遭遇压力
  - 行为问题
    - 性行为障碍、人格障碍
    - 儿童行为障碍
    - 烟瘾、酒瘾
    - 口吃、遗尿、肥胖症
  - 综合医院相关疾病患者
    - 急性病（心理反应）
    - 慢性病（疼痛、康复等）
    - 心身疾病
  - 精神科患者
    - 精神分裂症（恢复期）
    - 神经症（7 种）

图 5-1-2　心理治疗适用范围

二、心理治疗的基本过程

歌诀

基本过程五阶段，开始探索因相关。
病前分析与认识，治疗行动最关键。
治疗期间重评价，疗效巩固付实践。

【注释】

1. 心理治疗的基本过程分为 5 个阶段，即问题探索阶段、分析认识阶段、治疗行动阶段、疗效评价阶段与结束巩固阶段。

2. 问题探索阶段是治疗的开始阶段，宗旨是探索心理行为问题的成因及其相关因素。

3. 分析认识阶段只对有关问题行为进行详细的治疗前的测量和分析，通过测量分析，医生不但可以掌握患者治疗前的行为水平，还可对患者问题行为的各种影响因素进行深入了解，为选择具体的治疗方案提供客观依据。

4. 治疗行动阶段是心理治疗的关键阶段，选择的治疗方法要与患者的问题行为相匹配。

5. 疗效评估阶段要确定是否达到了预期目标，如无明显改善，首先，应分析患者是否认真执行了治疗指令；其次，应考虑患者是否正确地执行了指令，确信某一疗法无效后应另选一种疗法。

6. 结束巩固阶段要确定继续训练的目标，保持定期复诊，鼓励患者将所学方法不断付诸实践，巩固已获得的疗效。

三、心理治疗的基本原则

歌诀

基本原则有八条，医患和谐与良好。
针对问题有计划，严格保密综合疗。
立场中立方法活，亲友回避要做到。

【注释】

心理治疗的基本原则共 8 条，即关系的和谐性、问题的针对性、治疗的计划性、手段的综合性、严格的保密性、方法的灵活性、立场的中立性、亲友的回避性。

1. 关系的和谐性。良好和谐的医患关系是心理治疗的一个重要条件，心理治疗能否成功，很大程度上与医患是否具备和睦关系有关。

2. 问题的针对性。注意不同心理疗法的适应证。

3. 治疗的计划性。设计治疗程序，预测可能的变化与对策。

4. 手段的综合性。应综合考虑的心理治疗外的其他方法，如药物与理疗，以增加疗效。

5. 严格的保密性。要坚持保密原则，尊重患者隐私。

6. 方法的灵活性。应根据新情况灵活地变更治疗程序，还要注意社会变化和自然环境对心理治疗的影响。

7. 立场的中立性。在心理治疗的过程中，应保持中立态度，不要替患者做出选择与决定。

8. 亲友的回避性。一般情况下，心理治疗要回避亲友，这是因为此种情况下，他们难以保持立场中立。

趣味理解法

心理治疗的8条原则可概括为8个字：和、对、计、综、密、活、中、避。

第二节　精神分析疗法

一、方法

歌诀

弗洛伊德首创立，人格重建是目的。
基本技术有七法，自由联想移情析。
克服阻抗励疏泄，释梦解释非特异。

【注释】

1. 精神分析疗法由弗洛伊德于19世纪末创立，曾在西方心理治疗领域占重要地位。

2. 精神分析疗法的目的不是单纯地消除患者的症状，而是注重人格重建，转变思维模式与态度，通过分析，达到认知领悟、促进人格成熟的目的。

3. 精神分析治疗的基本技术有7种，即自由联想、移情、阻抗、疏泄、释梦、解释、非特异性治疗术。

4. 自由联想是精神分析的基本手段，患者要毫无保留地诉说想要说的一切，自由联想贯穿本疗法的全过程。

5. 移情是指患者可能将治疗者看成过去某一人物，将自己的体验、态度等有关情况转移到治疗者，可以是正移情，也可以是负移情。前者指爱怜情感转移，后者指愤恨感情投射，通过移情分析并揭示其意义，再给以恰当的疏导，可使移情成为治疗的动力。

6. 阻抗是指患者谈到关键问题时的自由联想困难，说明触及了心理症结。阻抗的产生是无意识中的本能，阻止压抑的心理冲突重新进入意识。心理医师的任务就是帮助患者克服阻抗，将压抑在无意识的情感释放出来。

7. 疏泄是让患者自由表达被压抑的情绪，特别是过分强烈的情感体验，心理医师应鼓励患者进行疏泄。

8. 释梦即梦的解析，梦境分析更接近于患者的真正动机和欲求，对梦境的特殊解释可揭示梦境的真正含义。

9. 解释是精神分析逐步深入的过程中，对患者的一些心理实质问题进行解释或引导，帮助患者使无意识冲突的内容进入意识层面暴露出来，从而达到治疗疾病的目的。

10. 非特异治疗技术指良好的医患关系、倾听技术、适当的共情技术、反应技术、提问及引导技术等。

二、适应证

歌诀

神经症与心身病，人格障碍并心境。
前提自我功能好，宜于青年中年人。
职高精明娴词令，如今经典已修正。

【注释】

1. 精神分析主要用于各种神经症的患者，包括神经衰弱、癔症、焦虑障碍、抑郁障碍、恐怖症、强迫症、疑病症，但癔症发作期间伴自我意识障碍者不宜使用。

2. 用于心身疾病的某些症状，所谓心身疾病主要指由心理因素引起的躯体病，各科均有心身疾病，内科心身疾病如支气管哮喘、冠心病、高血压、消化性溃疡、溃疡性结肠炎、甲状腺功能亢进症与类风湿关节炎等。

3. 精神分析还用于治疗某些人格障碍和心境障碍，但不适合严重精神障碍，如精神分裂症、严重抑郁障碍、双向情感障碍等。

4. 精神分析的前提是自我功能相对完整。

5. 本疗法更适合中青年，因为年龄越大，潜意识里阻抗可能越高，从而使分析难度增加。

6. 本疗法适合职务较高、聪明、善于言词且颇具财力的人。

7. 由于精神分析存在疗程长、费用高，理论无法实证、缺乏评判标准，结果难以重复等不足之处，经典精神分析现已少用，经过修正的新精神分析已缩短了治疗时间，并且增加了社会文化因素与疾病关系的分析，可用于解决当前迫切要求解决的问题。

第三节　行为疗法

一、概况

歌诀

首先确认病心理，然后目标定干预。
更多综合知行疗，行为分析四意义。
基本原则有三条，定靶循序多练习。

【注释】

1. 行为治疗首先要确认病理心理及有关功能障碍；其次要确

定操作化目标和制定干预措施，旨在改善患者适应性目标行为的数量、质量和整体水平。

2. 由于认知心理学的发展，行为治疗引入了认知改变技术，目前临床上更多地采用行为与认知相结合的疗法，又称认知行为治疗。

3. 在行为治疗中，行为分析具有 4 个方面的意义：①可明确治疗目标；②可了解与问题相关的环境因素；③有助于选择有效的干预技术；④可测量和监测治疗过程。

4. 行为治疗的 3 项基本原则：①确立患者的靶症状或靶行为，以便有的放矢地解决主要问题；②循序渐进，逐步解决问题；③强调多实践或练习。

二、方法

歌诀

常用方法有九种，系统脱敏三步行。
满灌暴露法相似，示范训练工具用。
厌恶强化消退法，治疗协议或合同。

【注释】

1. 行为治疗的常用方法有 9 种（图 5-3-1）。

2. 系统脱敏疗法包含 3 个步骤，即放松训练，制定焦虑、恐怖等级表，以及脱敏治疗。

（1）放松训练最常用渐进性放松技术，主要采取使肌肉放松的方法，如瑜伽、坐禅、气功、静默等。

（2）制定焦虑、恐怖等级表，由弱到强排列成表备用，表 5-3-1 所示为一名患有学校恐怖症的女学生的恐怖等级表。

- 行为疗法
  - 系统脱敏法
  - 满灌疗法
  - 逐级暴露法
  - 示范法
  - 自信心及社交技巧训练
    - 自信心训练
    - 社交技巧训练
  - 行为辅助工具
  - 厌恶疗法
  - 正强化和消退法
    - 代币法
    - 神经症行为矫正
  - 治疗协议或临时合同

图 5-3-1　临床常用心理疗法

表 5-3-1　学校恐怖症恐惧等级

刺激	等级层次
家门口	1
居住区大门	2
居住区附近交叉路口	3
交叉路口与学校之间的商店	4
学校门口	5
学校内	6

（3）脱敏治疗：逐步按上述登记次序由轻到重进行脱敏训练。让患者想象或接触登记表上的每一情景并自我放松，直至不再出现焦虑。

3. 满灌疗法又称快速暴露疗法或冲击疗法，是让患者面对产生强烈焦虑环境，并保持一定时间，不允许逃避，一般治疗 5 次左右，每次 1~2 h，但严重的脑血管病患者、心理素质过于脆弱的患者禁用。

4. 逐级暴露法与满灌法相似，但焦虑情境由轻到重逐级进行。

5. 示范法又称模仿疗法，指向某个体展现一定的示范行为，使此个体通过观察他人行为后果进行模仿学习，可以是一次长疗程或分几个短疗程进行。其原理是班杜拉的观察理论，主要用于儿童行为障碍。

6. 行为治疗辅助工具是指借助仪器，使患者在自然环境下学习新的适应性行为，如用节拍器治疗严重口吃，再如用小量电刺激治疗强迫症。

7. 厌恶疗法常用于酒精依赖、同性恋等，其原理是操作性条件反射中的惩罚机制，注意刺激要产生足够的痛苦且持续时间要长。

8. 正强化和消退法又有以下 2 种。

（1）代币法是通过给患者一定的代币筹码进行奖励的适应性行为。

（2）神经症行为疗法分 5 个步骤：①确定靶行为；②测量靶行为；③选择适当的强化因素；④初现靶行为时立即给予强化；⑤随时观察程度变化。

9. 治疗协议或临时合同。前者指来访者与治疗者工作约定，后者主要用于婚姻问题。

三、适应证

歌诀

恐怖强迫焦虑症，进食障碍嗜好等。
性功障碍并心理，纵火偷窃癖失控。
儿童多动行为障，诸综合征心身病。

【注释】

行为疗法适应证包括以下 9 个方面。

1. 恐怖症、强迫症、焦虑障碍等神经症。

2. 进食障碍如神经性厌食、神经性贪食、神经性呕吐等。

3. 烟、酒、药物依赖。

4. 性功能障碍如阳痿、早泄、阴道痉挛等。

5. 性心理障碍如同性恋、恋物癖、异装癖等。

6. 纵火癖、偷窃癖等。

7. 儿童多动症、儿童抽动症、遗尿、口吃等儿童行为障碍。

8. 考试综合征、电视迷综合征、计算机网络综合征等。

9. 心身疾病如高血压、支气管哮喘、消化性溃疡等。

第四节 认知疗法

一、概述

歌诀

认知疗法重信念，三者知情行和谐。
理论基础贝克说，歪曲认知应改变。
草断笼统过引伸，夸大缩小全无界。

【注释】

1. 认知疗法是行为疗法的进一步发展，其目的在于矫正不合理的消极的信念与思想。

2. 认知疗法不仅重视矫正不良行为，而且更重视患者认知方式的改变和认知、情感、行为三者的和谐。

3. 认知疗法的理论基础是贝克提出的“情绪障碍认知理论”。贝氏认为，一个人的想法决定了他的内心体验和反应，故应十分重视目前患者的认知对其心身的影响。

4. 应及早改变认知过程中认知歪曲的 5 种形式：①任意地推断；②选择性概括（太笼统）；③过度引伸；④夸大与缩小；⑤全或无的思维方式。

二、基本方法

歌诀

两大流派渐发展，分析行为相并列。
国际常用有四种，知行疗法更常见。
前者 ABCDE，后者识别检去监。

【注释】

1. 目前认知疗法已发展成两大流派，一为认知分析治疗，一为认知行为疗法。

2. 归纳起来，目前国际上常用的认知疗法有 4 种，即贝克（Beck）认知疗法、埃利斯（Ellis）合理情绪疗法、赖尔（Ryle）认知疗法和认知行为疗法，其中以认知行为疗法应用最广泛。

3. 认知行为疗法是在认知治疗过程中，强调应用行为治疗中的一系列行为矫正技术，如合理情绪疗法、自我指导训练、应对技巧训练、隐匿示范与解决问题的技术等，具有代表性的是埃利斯合理情绪疗法与贝克认知疗法。

4. 埃利斯合理情绪疗法可归纳为 A、B、C、D、E 疗法，即诱发事件（activating event）→信念（belief）→后果（consequence）→诘难（dispute）→疗效（effect）。心理医师对不合理信念（B）的诘难（D）一般采用有针对性的、直接的提问，使患者的不合理信念动摇，进而获得疗效（E）。

5. 贝克归纳的认知治疗基本技术共有5种，即识别自动性想法、识别认知性错误、真实性检验、去注意，以及监察苦闷或焦虑水平，可概括为识、别、检、去、监5个字。

埃利斯合理情绪疗法与贝克认知疗法比较见表5-4-1。

表5-4-1 埃利斯合理情绪疗法与贝克认知疗法比较

项目	埃利斯合理情绪疗法	贝克认知疗法
产生年代	20世纪50年代	20世纪80年代
基本原理	ABC理论：错误认知产生错误信念，进而产生特定反应	情绪障碍认知理论：一个人的想法决定其内心体验和反应
基本核心	A→B→C→D→E 着重于教育患者，要理智、理性	识、别、检、去、监强调医患合作、协同检验
特点	完善、有效，但疗程较长	具有核实清晰性、操作简洁性、疗程短等优点
诊断步骤	四步骤：心理诊断、领悟、修通、再教育	三阶段：初期、中期、后期
应用	主要是焦虑障碍、抑郁障碍	中重度非精神病性抑郁障碍、焦虑障碍、进食障碍、自杀行为

三、适应证

歌诀

用于精神科门诊，抑郁惊吓恐怖症。
广泛焦虑进食障，还有海洛因成瘾。
减轻情绪负反应，合药叠加效提升。

【注释】

1. 目前在国外精神门诊中，约 60% 患者采用认知行为疗法。

2. 认知疗法广泛用于抑郁障碍、恐怖症、惊吓障碍、广泛性焦障碍虑等神经症，以及进食障碍。

3. 认知疗法还用于海洛因成瘾等药物依赖。

4. 临床对照研究已证实，认知疗法改善认知方式和行为，减轻负性情绪，尤其对抑郁障碍的治疗，可与三环或四环类抗抑郁药一样有效。

5. 在临床实践中，绝大多数患者是同时接受认知疗法与药物治疗的，二者合并使用，疗效协同而叠加。

第五节　患者中心疗法

歌诀

本法强调人潜能，又有人本疗法称。
医者态度有三种，尊重接纳最基本。
通情善解真诚性，适用普通常人群。

【注释】

1. 患者中心疗法是罗杰斯（Rogers）1940 年创立的，强调患者的主观能动性，发掘其潜能，即以患者为中心，采取倾听、接纳与理解的方法。

2. 1974 年罗氏改称此法为人本疗法，更能强调以人为本，指导患者认识和了解自我，极大地发挥潜能。

3. 人本疗法的目的是向患者提供成长过程新经验，医师努力提供一种人际关系，把患者视为朋友，增加患者的信任感，为此医师的基本态度应该是以下 3 种：①无条件尊重与接纳患者；②设身处地地理解患者；③医患和睦，真诚、坦诚。

4. 3 种态度中最基本的态度是无条件积极接纳患者。“无条件”指对患者不加判断地接受；“积极”指医师信任患者自我解决问题的能力；“尊重”指对患者关心，显示耐心和热忱。

5. 通情和同情不同，通情要求医师对患者善解其意，积极倾听和及时反馈。

6. 真诚是医师表达其内心的体验和能力，医师对患者的关系越真诚，医师的帮助意义就越大。本疗法在国内主要适用于正常人群的普通心理咨询，即无心理或精神障碍者。

趣味理解法

患者中心疗法与心理学三大思潮（4 个三！）（图 5-5-1）。

- 心理学三大思潮派生疗法
  - 第一思潮（精神分析主义）
    - 精神分析疗法
    - 心理疏泄法
    - 催眠术
  - 第二思潮（行为主义）
    - 行为疗法（前述九大疗法）
    - 生物反馈疗法
    - 松弛疗法
  - 第三思潮（人本主义）
    - 认知疗法
    - 患者中心疗法
    - 森田疗法

图 5-5-1 患者中心疗法的三大思潮

第六节　森田疗法

歌诀

本法主治神经症，患者素质疑病型。
症状发展交互论，门诊只适用轻症。
住院为主三阶段，卧床活动与培训。

【注释】

1. 森田疗法是日本森田正马创立的一种主治神经症的心理疗法，但不适用于癔症，他把神经症分成神经质与癔症。森田正马认为神经质的根本原因是先天素质异常，即具有神经质性格，情绪犹如“过山车”。另外，森田疗法也可用于治疗心身疾病。

2. 森田正马认为，对神经质发病有决定作用的是疑病性基调，对于症状发展有决定作用的是精神交互作用。精神交互论认为，如果对某种感觉过度注意，那种感觉就会变得敏感而固定，与注意进一步交互作用，就会增大感觉过敏现象。

3. 森田疗法门诊治疗只适用于轻症，该疗法多用于住院治疗的患者，但所需的住院环境与一般医院有所不同，要求单人房间，家庭化布置。

4. 住院疗法分为 3 个阶段，即绝对卧床阶段、工作治疗阶段、生活训练阶段。

（1）绝对卧床阶段要求患者静卧 1 周，不允许参加任何其他活动，也不准家属探视及书信往来，心理治疗师每天仅短暂与患者会面一次，主要目的是了解一下患者情况。

（2）工作治疗阶段分 2 期，即轻工作活动期与重工作活动期，为时均 1 周。

（3）生活训练阶段允许患者外出，但住院满 40 天前不允许患者见家属、亲友，也不允许通电话。住院期通常为 60~120 天。住院期间实施“无回答疗法”，医护人员不做任何回答。从绝对卧床阶段以后，要求患者每天记日记，治疗师每天要阅读他们的日记，写出意见，次日归还。

趣味理解法

森田疗法堪称“三然”疗法

“三然”——顺应自然、听其自然、不以为然。森田疗法的治疗原理是顺应自然，带着症状积极生活；听其自然、不以为然，这就淡化了疑病素质，打破精神交互作用，从而有利于消除焦虑症、强迫症、心理问题的躯体化和自主神经功能紊乱。

第七节　暗示和催眠疗法

一、暗示疗法

歌诀

暗示疗法较古老，实质条件反射早。
可分觉醒非两类，觉醒直接间接疗。
常法语言操作药，诸神经症障碍消。

【注释】

1. 暗示疗法是一种古老的治疗方法，是指医师通过调动患者的积极性来消除或减轻疾病症状的一种疗法。

2. 暗示治病的机制尚未完全清楚，其实质是一种最简单化、最典型的条件反射（巴甫洛夫）。

3. 暗示治疗可分为觉醒状态与非觉醒状态 2 类，前者又有直接与间接之分，直接暗示用语言，间接借助仪器配合；后者是医师使患者进入催眠状态后实施的治疗。

4. 暗示可利用的方法很多，常用的有言语暗示、操作暗示、药物暗示与其他暗示。

5. 暗示疗法适用于神经症、心身障碍与行为障碍。心身障碍如疼痛、瘙痒、支气管哮喘、心动过速、过度换气综合征，行为障碍如勃起功能障碍、遗尿、口吃、厌食等。

二、催眠疗法

歌诀

催眠本质暗示疗，相关理论三主要。
分析生心理人际，催眠实施重诱导。
进入施法有四种，心身障碍瘾痛好。

【注释】

1. 催眠疗法又称催眠术，是应用催眠技术使人进入睡眠状态，并用积极暗示控制患者的心身状态和行为，从而治愈疾病的一种心理疗法，其本质是一种暗示疗法。

2. 催眠是一个极其复杂的现象，关于催眠实质主要有 3 种理论，即精神分析理论、生理学理论、人际关系理论。

3. 精神分析理论认为，催眠是一种精神倒退，是对催眠者的移情，故被催眠者会像小孩一样呈现无条件顺从性，使潜意识中的创伤获得宣泄，从而治愈疾病；生理心理学理论认为，催眠类似睡眠，会产生神经性抑制，通过良性刺激引起一系列生理变化，使机体功能得以恢复；人际关系理论认为，社会成员通过交往，彼此在行为上可促进或促退，在催眠状态下，被催眠者放弃自主性，对催眠者的指令遵照而履行。

4. 实施催眠术应注意诱导，基本技术是语言诱导，因此诱导语言一定要准确、清晰、简单、坚定。诱导的方法较多，常用的有凝视法、倾听法、抚摸法等。

5. 进入催眠状态后的治疗更为重要，主要实施方法有直接暗示、引发想象、催眠分析、年龄回归等。此外，在整个治疗结束后还要有催眠后暗示语。

6. 催眠术经济且有效，主要适用于神经症、心身疾病、性功能障碍、儿童行为障碍，以及烟瘾、酒瘾、疼痛等。

三、催眠疗法与暗示疗法的关系

催眠疗法与暗示疗法的关系一脉相承，见图 5-7-1。

- 古老——暗示疗法
  - 觉醒状态
    - 直接暗示治疗（语言）
    - 间接暗示治疗（仪器操作、药物、自我暗示等）
  - 非觉醒状态——催眠状态后
    - 催眠疗法
      - 催眠诱导
      - 催眠术
      - 催眠后暗示语

- 催眠疗法
  - 催眠诱导
    - 凝视法
    - 倾听法
    - 抚摸法
  - 催眠术
    - 直接暗示
    - 引发想象
    - 催眠分析
    - 年龄回归
  - 催眠后暗示语

图 5-7-1 催眠疗法与暗示疗法的关系

趣味理解法

关于自我暗示

1. 风声鹤唳，草木皆兵。《晋书·苻坚载记》说，公元383年，秦王苻坚带兵攻打东晋王朝，结果大败，回逃路上听到风刮鹤叫，都以为是晋军追击，望八公山上，草木皆似晋军，非常惧怕，这个故事就是自我暗示的实例。

2. 一个人误入冷冻室，一种死亡恐怖感立刻笼罩心头，最后在惊恐中死去，其实当时停电，室中凉气根本不会置人于死，这完全是自我暗示的作用。

3. 自我暗示作用巨大，美国一位学者对癌症病因提出了新理论，认为是主观情绪、自我暗示导致或加剧了癌变，因此，E型性格患癌概率高。另外，一旦得知身患癌症，不少人会精神崩溃，病情便急剧恶化；反之，积极、乐观、坦然的态度有利于癌症的康复与自愈。

第八节　松弛疗法

歌诀

反复训练调心身，向营养系功能增。
对照直接传统法，渐松自生静默称。
主治多种心身病，焦虑头痛心悸等。

【注释】

1. 松弛疗法是通过一定的训练，学会精神及躯体上特别是骨骼肌放松的一种行为疗法，现代放松训练，首见于雅可布森的先驱著作《渐进性放松》。通过长期反复训练，可以形成条件反射性心身松弛反应。

2. 松弛疗法具有良好的抗应激作用，其原理是使营养系统功能增高，即副交感神经保护性作用增强，表现为头脑清醒、四肢温暖、全身舒适、心情愉快，可改善记忆、提高能力、稳定情绪，甚至可改良个性。

3. 常用的松弛疗法有 3 种，即对照法、直接法与传统法。

（1）对照法：又称渐进性放松法，每次训练 20~30 min，每次肌肉收缩 5~10 s，然后放松 30~40 s。

（2）直接法：又称自生训练法。1905 年德国舒尔茨教授将其修改为 6 种训练公式，即四肢重感公式、四肢温感公式、呼吸平稳公式、心脏缓搏公式、腹部温暖公式，以及前额清凉公式。

（3）传统法：又称静默法，包括东方静默法、松弛反应法，以及超觉静思法。东方静默法如东方的气功（营养功）、瑜伽、坐禅均可调心（意念）、调身（姿势）、调息（呼吸）；本森的松弛反应法有 4 要素，即安静的环境、放松的姿势、反复的自我精神锻炼，以及默从的态度；超觉静思法分 3 个阶段，即静坐、调息、箴言，3 个阶段共需 3 min（图 5-8-1）。

常用松弛疗法
- 对照法（渐进性放松）
- 直接法（自生训练法）——6 公式
- 传统法（静默法）
  - 东方静默法：气功、瑜伽、坐禅
  - 松弛反应：4 要素
  - 超觉静思法：3 min

图 5-8-1　常用松弛疗法种类

4. 松弛疗法广泛应用于支气管哮喘、原发性高血压、神经症、性功能障碍等多种心身疾病。

5. 本疗法对于心理紧张性焦虑，以及交感神经紧张而引起的头痛、心动过速等均有效。

第九节　生物反馈疗法

一、概述

歌诀

内脏学习“再教育”，自身生理可随意。
操作反射是原理，二论控制与信息。
常用方法六种类，单导多导反馈仪。

【注释】

1. 生物反馈是借助电子仪器将不能被人感知的生理活动变化信息，转换成听觉或视觉信号，并通过信号认识和体验，学会有意识地控制自身生理活动的过程；生物反馈疗法是个体运用反馈术，控制和调节不正常生理反应，达到调整机体功能和防治疾病的心理疗法，本疗法是一种通过内脏学习与“再教育”，改变不适当生理反应的认知行为疗法。

2. 医学科学是不断迅速发展的，原先认为自主神经不能随意被大脑意识控制，现已证实，由自主神经控制的内脏活动与自身生理，在一定程度上也可随意受大脑意识控制，这就是所谓内脏操作条件反射。

3. 有关生物反馈的原理，除与内脏操作条件反射有关外，还与信息论和控制论有关（图 5-9-1）。米勒经实验证明的内脏操作反射是生物反馈的基础，信息论和控制论说明了大脑如何精确控制内脏活动。受控部分的内脏不断将信息反馈给控制部分的中枢神经系统，大脑再将新信息反馈内脏，不断进行信息传递，才能纠正和调整内脏的不当活动，实现精确调节。

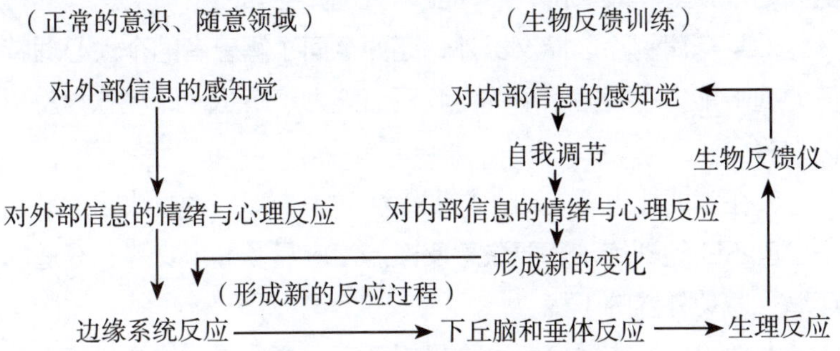

图 5-9-1　生物反馈过程示意

4. 目前临床应用的生物反馈种类主要有 6 种，即肌电反馈、皮电反馈、心率与血压反馈、皮温反馈、括约肌张力反馈与脑电反馈。

5. 上述 6 种疗法需借助生物反馈仪，目前国内除使用单信息单导生物反馈仪以外，还有同时使用记录多种信息的多导生物反馈仪。例如，在治疗原发性高血压时，可同时进行血压、皮肤温度与皮肤电的反馈训练，以增加疗效。

二、方法

歌诀

信息尽量选特异，仪器个性要适宜。
关键活动多参与，环境舒适与静谧。
目标循序指导语，疗程六周可脱离。

【注释】

1. 生物反馈仪的反馈信息有特异性信息和非特异信息 2 种。前者的指标与疾病病理变化一致，如高血压选用血压反馈仪；后者仅作为代表紧张程度或唤醒水平的标志，如肌电反馈仪反映肌电活动水平。一般来说，治疗应尽量选择特异性反馈仪。

2. 某一病例除选择仪器外，还要全面了解患者的个性心理特征如视听能力、智力水平、自我调节能力、暗示性、注意力及记忆力等。

3. 注意要让患者主动参与训练活动，告知患者成败的关键在于自己不断地训练。还要注意反馈治疗应具备一个安静、舒适的环境，避免外界的干扰。

4. 放松目标应循序渐进，目标不宜过高，重要的是要让人在诊室中学会放松体验。

5. 生物反馈训练应在指导语引导下进行，在训练的同时可采用一些放松训练，选择患者喜欢的信息显示方式。

6. 本疗法一个疗程需要 6 周左右，每周 2 次，每次 20~30 min，要鼓励患者学会在脱离了仪器和特定训练环境的条件下也能放松训练，最终取代生物反馈仪。

三、适应证

歌诀

临床各科心身病，头痛焦虑溃疡等。
心理训练也可用，运动飞行员学生。
训练括约骨骼肌，功能恢复能促进。

【注释】

1. 生物反馈疗法适用于内科、外科、妇产科、儿科、精神科、神经科等临床科室的相关心身疾病，如紧张性头痛、慢性焦虑障碍、高血压、冠心病、消化性溃疡等。

2. 本疗法还可用于心理训练，如针对运动员、飞行学员、学生等的心理训练，可提高其心理素质、应变能力及临场发挥能力，消除或减少怯场。

3. 本疗法也用于括约肌和骨骼肌的功能训练，如生物反馈治疗瘫痪、重症肌无力等疾病。

第十节　其他心理干预方法

一、集体心理治疗

歌诀

经济高效又积极，不外四方面原理。

支持互学正体验，大致两类方法异。

共性问题特殊群，难于量化针对低。

【注释】

1. 集体心理治疗（团队治疗）指为了共同目的，将多个当事人集中起来进行心理治疗的方法，具有经济高效、省时省力的优点，且集体成员间可互相影响，最终起到积极的治疗作用。

2. 本法作用原理可概括为 4 个方面，即团体的感情支持、群体的相互学习、群体的正性体验（凝聚力和领悟互助）、矫正既往不良体验。

3. 集体心理治疗大致分为 2 类，一类着重于个体，另一类着重于团体。后者又有 2 种方法：一种是直接应用于团体的每个人，如集体松弛训练，目的是使每个成员学会这一技术，再如支持疗法也可集体进行，主要采用集体教育的方式；另一种主要通过团体成员之间的心理接触，如参与交朋友小组、训练小组，观看心理剧，家庭治疗和婚姻治疗，以达到集体心理治疗的目的。

4. 本疗法适用于具有共同问题的住院和门诊患者、儿童及其家长、青年人、老年人，也用于烟瘾和酒瘾者等特殊人群，还用于心身疾病患者及其家属存在的共同心理行为问题。

5. 集体心理治疗有一些不足之处，如难以量化、针对性较低等。

趣味理解法

集体心理治疗的优越性

1. 榜样的力量是无穷的。集体心理治疗可现身说法，充分发挥“榜样”的有利影响，形成一个患者之间互相教育、互相促进的治疗“硅谷”。

2. 同病相怜，怜我怜卿，互相帮助，共同康复。

3. 二人一条心，黄土变成金；三个臭皮匠，顶个诸葛亮；众志成城、众口铄金、众擎易举、众人拾柴火焰高。

二、艺术疗法

（一）概述

歌诀

独特一隅艺术疗，音乐绘画舞蹈好。
诠释抒发解心结，稳定情绪陶情操。
儿童成人心身病，促进康复行为矫。

【注释】

1. 艺术疗法包括音乐、舞蹈、美术、诗歌、书法等表演艺术、造型艺术与语言艺术，是独特一隅的心理疗法。

2. 各种艺术都具有生动形象、激励情感、潜移默化、陶冶情操、减轻痛苦、增进健康、和谐心身的功能，高超的艺术可以使人的心绪向稳健转化，抒发解除心结，培养和发展健康的感情，从而有利于疾病康复。

3. 艺术疗法可用于儿童心身疾病，如儿童多动症、儿童孤独症等。

4. 艺术疗法更多用于成人心身疾病，如焦虑障碍、抑郁障碍、恐怖症、疑病症、强迫症、原发性高血压、冠心病、支气管哮喘、消化性溃疡等。

（二）音乐疗法

歌诀

音乐治疗内涵三，估价干预三阶段。
乐感体验催化剂，必备教材医与患。
机制有四方法多，两大领域近发展。

【注释】

1. 音乐疗法是指通过音乐进行的心理治疗，它以音乐促进身心健康和培养人格的功能艺术观为基础，属于应用心理学范畴。音乐治疗是一个系统的干预过程，在这个过程中，治疗师运用各种形式的音乐行为、音乐体验，以及作为治疗动力的治疗关系（内涵3个方面），帮助治疗对象恢复健康。

2. 音乐治疗是一个科学的系统治疗过程，治疗师系统的、有目的的干预是音乐治疗的首要前提。音乐治疗师必须完成3个阶段的工作，即评估、干预和评价。

3. 音乐治疗运用一切与音乐有关的活动形式作为手段，如听、唱、器乐演奏、音乐创作、歌词创作、即兴演奏、舞蹈、美术等活动，而不仅是听听音乐、放松放松，其中音乐体验是治疗的催化剂。

4. 音乐治疗过程必须具备 3 个因素，即有目标导向的音乐素材、治疗对象和训练有素的音乐治疗师。

5. 音乐具有良好的物理作用、生理作用、心理作用和社会作用。音乐疗法是通过以下 4 个方面的途径与机制来治疗疾病的。

（1）音乐疗法的物理学机制：音乐疗法的物理学机制即物理学基础，是指音乐声学或称音乐音响的作用。前已述及，音乐是声音的艺术，乐音的物理属性有音高、音长、音强与音色，这 4 种特性在音乐中构成了旋律、节奏、节拍、和声、速度、力度、调性、调式等音乐要素或称音乐语言，而旋律是音乐的灵魂，节奏、节拍是音乐的骨架，和声是丰富音乐的血肉，速度、力度是音乐的运动形式，调性、调式是音乐的体系，这些要素均有益于心身健康。

（2）音乐疗法的生理学机制：音乐疗法的生理学机制即为音乐治疗的生理学基础。具体来说，音调音名的固定与游动、音乐旋律的刚劲与柔美、节奏与节拍的长短与轻重、速度的快与慢、力度的强与弱、音区的高与低，以及音域的宽与广，分别表现为兴奋作用、镇静作用、镇痛作用、降压作用、调节情绪作用等不同的治疗效果。音乐能调整中枢神经系统、自主神经系统、神经 - 内分泌系统及免疫系统的功能。

（3）音乐疗法的心理学机制

1）感知觉中的听觉与莫扎特效应：所谓莫扎特效应是指包括莫扎特在内的许多音乐家的好作品都具有治疗功能，包括治疗多种疾病、增进智力、集中注意力、增强记忆力、疏泄抑郁情绪，以及提高意志水平等。

音乐治疗的良好效果离不开对音乐的感知与感受。首先是听觉，在专门的音乐治疗中强调积极聆听的重要性。因此，发展聆听能力是莫扎特效应的关键所在。

莫扎特是奥地利著名作曲家、小提琴家、钢琴家，近代协奏曲的奠基者。莫扎特创作的优美动听、纯真优雅的乐章是原始的律动、人间的天籁，具有强大的心灵感动作用，它是"有病治病、无病强身"的"万灵丹"，具有良好的安慰剂效应、全方位的治疗效果。

2）情绪情感与音乐治疗：情绪和情感过程是对客观事物与人的需要之间的态度反映，是人们对客观事物是否符合自身需要而产生的主观体验。情绪是情感的表现形式，情感是情绪的本质内容，基本的原始情绪有 4 种形式，即快乐、愤怒、恐惧与悲哀。

苏联音乐治疗专家别特鲁辛为研究音乐作品中的情绪与人们日常生活中情绪的关系，将不同特征的乐曲按快乐、愤怒、忧伤、宁静 4 种情绪加以区分，并与音乐要素中的速度（徐缓—快速）、调式（小调—大调）相结合，构成 4 个象限，制成音乐情绪模式图（图 5-10-1）。他还将 21 首世界名曲按此种模式进行归类（表 5-10-1）。

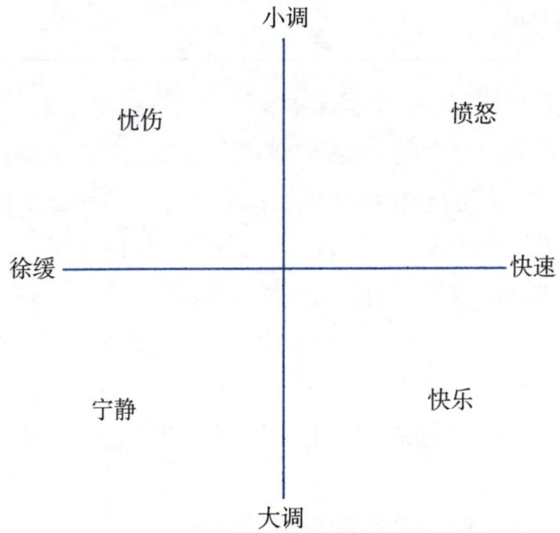

图 5-10-1 音乐情绪模式

表 5-10-1　部分世界名曲情绪模式

音乐情绪模式	音乐情绪	音乐作品（音乐处方）
快速的大调	快乐：节日性的、欢腾的、朝气的、愉快的、喜悦的	肖斯塔柯维奇：《节日序曲》 李斯特：《匈牙利狂想曲》第 6、第 12 曲 莫扎特：《小夜曲》 贝多芬：《第五交响乐》《第六交响乐》《第九交响乐》
快速的小调	愤怒：激情的、焦急不安的、不宁的、危急的、惊慌的、凶狠的、愤怒的	肖邦：《浅谱曲》 柴可夫斯基：《暴风雨》前奏，《里密尼的弗朗西斯卡》 贝多芬：《钢琴奏鸣曲》第 14、第 23 曲
徐缓的小调	忧伤：忧郁的、悲剧性的、苦闷的、伤感的、凄凉的、哀悼的	柴可夫斯基：《第 5 交响乐》起始部，《第 6 交响曲》终曲 克里格：《萧瑟之死》 肖邦：《降 B 小调钢琴奏鸣曲》（送殡曲）
徐缓的大调	宁静：抒情的、柔和的、直观的、悲伤的、铿锵的	饱罗金：弦乐四重奏《梦幻曲》 肖邦：《F 大调梦幻曲》 舒伯特：《圣母颂》 圣桑：《天鹅》

以上音乐情绪模式中，起主要作用的是速度与调式这 2 个要素参数，而节奏、力度、旋律、和声等参数是较次要的。

（4）音乐疗法的社会学机制：音乐疗法的社会学机制有以下 3 个方面。①音乐疗法通过组织各种音乐活动可为患者提供一个愉快的人际交往环境，从而提高患者的自信心，促进患者的心身健康；②音乐活动可为患者提供一个通过音乐和语言交流来表达、宣泄内心情感的机会，促进心理康复；③音乐通过对人类行为的渗透力、改造力与控制力，提高其免疫力、抵抗力与代偿力。

前面的内容已谈到音乐活动显著影响人的行为，而人的行为与疾病息息相关。音乐活动有助于塑造健康行为，改变不良生活习惯（如不良饮食行为与缺乏运动），戒除不良嗜好行为（吸烟与酗酒），远离高危行为（吸毒、卖淫嫖娼、自杀），克服变态行为（各种人格障碍），以及摆脱疾病行为。音乐之所以能塑造良好的健康行为，是通过优化人的人格与性格得以实现的。这就是音乐疗法为什么可用于治疗支气管哮喘、冠心病、高血压、消化性溃疡、溃疡性结肠炎、甲状腺功能亢进症（简称“甲亢”）、肥胖症、神经症、精神分裂症与偏头痛等疾病的机制。

6. 近年来，音乐治疗在两个相关领域获得了较大的发展，即医疗领域与表演艺术领域。在医疗领域，音乐被直接用于对疾病的治疗，通常由医师、护士或其他保健从业者参与治疗，包括音乐镇痛、降压、调整心律与心率、松弛肌紧张、调节内分泌等；音乐治疗在临床各科都很有价值，如手术、麻醉、镇痛、分娩和口腔科等领域。在表演艺术领域，音乐主要被用于歌唱演员、演奏演员、舞蹈演员和其他表演艺术从业者，治疗如过度使用综合征、职业性神经症、腕管综合征、声带小结、周围神经卡压综合征等。

三、信念信心疗法

歌诀

信念心理控制论，自我意象定乾坤。
机制涉及四方面，康复理念贯始终。
临床各科均适应，尚可用于治癌症。

【注释】

1. 20 世纪最重要的心理学发现是“自我意象”，即心理控制论，创始人是美国著名矫形外科医师和心理学家马尔滋。马尔滋认为：每个人都有一幅建立在自我信念之上的心理图像或自我肖像，人的所有行为、感情、举止甚至才能都与自我意象一致，自我意象是公分母，是成功与失败、漂亮与丑陋、健康与疾病的决定性因素之一。因此，信念、信心、想象、意念不仅可用来化丑为美，而且还可用来治疗多种疾病，这就是所谓的信念信心疗法。

2. 信念为什么能治愈疾病呢？其机制涉及以下 4 个方面。

（1）心理因素在疾病的发生、发展、治疗、预防上都有很大作用，其可以致病，也可以治病。信念、信心属于一种心理特性，还能产生乐观、开朗、愉快、喜悦的情绪，后者大大有益于心身健康，还能增强大脑皮质的功能和整个神经系统的张力，进而通过自主神经系统、内分泌系统、神经递质系统等分泌适量皮质激素与脑啡肽，使机体的抗病能力大大提高。

（2）信心、信念这个心理特性，是意志这个心理过程、心理现象的前提，而巨大的意志力对于疾病的康复具有极其重要的意义。意志是一个人个性特征的重要方面，良好的意志品质是和疾病作斗争非常有利的因素。

（3）信念能极大地活跃机体的免疫系统，促进单核吞噬细胞系统、T 淋巴细胞、B 淋巴细胞功能，增强机体抵抗力与康复能力，从而达到正气存在、邪不可干的目的。近 20 年来，免疫学飞速发展，1981 年“心理神经免疫学”被创立，其内容包括心理免疫学、免疫精神病学、免疫神经病学。医学家发现，在人脑和免疫系统之间有“渠道”暗自相通，想象活动对自主神经系统确有控制作用，信念确能强化免疫系统。根据神经免疫调节理论，人体内淋巴细胞有专门接受去甲肾上腺素、乙酰胆碱、腺苷三磷酸等化学递质的受体，交感神经末梢又与淋巴区域相毗邻，这样，大脑就可以直接对淋巴细胞发出指令，而信念就得以强化整个免疫系统了。

（4）信念还能全部、有效、充分地调动机体的巨大潜力，通过调整、代替、补偿，使组织和细胞的功能、结构与代谢正常，各器官重新趋于协调，建立新的平衡，使机体适应新的特殊环境。信心产生的这种适应力是惊人的！

总之，坚定的信念是一种最佳信息内反馈疗法，它也是当前世界上风行的行为疗法、暗示疗法的一个重要环节，是符合巴甫洛夫经典条件反射与斯金纳操作条件反射原理的。

3. 临床上，医师和患者的康复理念都应贯彻始终。尤其是要求每个患者都应具有坚强的意志、必胜的信念、巨大的毅力、超人的勇气、乐观的情绪、顽强的斗争精神，以及压倒一切病魔的气概，这对于疾病的迅速康复具有十分重要的意义。

4. 信念信心疗法适应于临床各科，甚至可望治疗包括癌症在内的一些绝症与沉疴痼疾。

信念的具体内容，因不同系统疾病而异。国外曾报道这样一个病例：1 例癌症患者奇迹般地康复了，这位患者没有被癌魔吓倒、征服，而是具有战胜癌症的必胜信念和异乎寻常的乐观主义精神。在积极化疗中他设想体内的免疫系统宛若铜墙铁壁，癌细胞在这一强大防御系统面前，碰得头破血流；他想象体内 T 淋巴细胞、NK 细胞、巨噬细胞是何等英勇善战，癌细胞这群乌合之群是何等不堪一击……过了一段时间，这位身患绝症的人居然霍然而愈，而且通过组织学检查证实癌细胞已荡然无存。

四、关爱疗法

歌诀

最需关爱现代人，内涵广泛契心身。
三大要素不容缺，儿科疾病烙印痕。
实施爱疗多方面，医护亲属良朋等。

【注释】

1. 人类有各种各样的体验，所有的人时时刻刻都存在的体验，称为原体验，这就是“爱”，爱是人类最基本的需要之一，爱会带来无限温暖，也会带来欢乐与健康，缺少它就像缺少了盐或维生素一样，就会引起疾病，有了它可免于患病，或治愈疾病。

2. 关爱疗法简称“爱疗”，爱疗的内涵是广泛的，包括父母的慈爱、师生情谊、夫妻恩爱、友情与爱情、同志与同胞之爱，以及医护人员对患者的关爱等，所有这些都能给患者带来深刻的情绪、气质、个性的变化，并在一定程度上消除病症。爱疗的内涵是相契心身的！

3. 临床心理学家一致认为，爱对心身健康十分重要。研究表明，婴儿早期失去慈爱会导致严重心理问题甚至会使婴儿夭折，而不少神经症与精神障碍患者正是由早年缺乏爱抚所致。英国心理学家约翰·洛克认为：新生儿是一块“空白的石板”，早期刺激作用于“空白石板”，可留下痕迹并使之区域化。区域化分3个阶段，第一阶段是初级区域化，从出生到3岁止；第二阶段是中级区域化，在4~7岁完成；第三阶段是高级区域化，在7~16岁完全。3个阶段每一阶段都必须获得某些必要的刺激，如果缺少刺激，对应区域就不能形成，且下一阶段也不能发展，但是如果刺激太过、太久、太强，或者进行恶性刺激，就会造成小儿心理“印痕”嵌入，进而引起儿科疾病。儿童的心理活动处在发展状态，神经系统网络和通路形成需要神经纤维髓鞘化，在这髓鞘化处于最旺盛的关键时期，如果不具备物质营养、良性信息、母爱三大要素，就会造成“印痕或烙印”，尤其是作为家庭核心的夫妻关系，对儿童心身健康影响极大，如果家庭气氛祥和、安定、温馨，儿童异常行为就极少；反之，如果双母冲突甚至家庭破裂，尤其母爱被剥夺，就会引起儿童心理震荡，成为日后罹患心身疾病的前提。爱疗的重要性，从此可窥豹一斑。

4. 爱疗的内涵广泛，能带来生理与心理的深刻改变，从而有利于心身健康。狄德罗说过，只有伟大的情怀才能使灵魂达到伟大的成就。博爱可激发人的各种潜能包括抗病潜能。例如，法国作家雨果笔下冉·阿让的洗心革面，英国诗人白朗宁夫人的重新站立，都说明了仁爱、爱情的巨大力量。值得一提的是，博奕论的创始人纳西，在身患精神分裂症 30 年后，由于妻子无微不至的精心照料而又重新恢复健康，并获得诺贝尔经济学奖，这是关爱疗法具有良效的最好说明，充分证明了美丽心灵的硕大的心理治疗作用。

5. 如何对患者实施关爱疗法呢？一方面，作为医师要有美好的医德与精湛的医术，要像我国唐代大医学家孙思邈所说的那样，“必须博极医源、精勤不倦……安神定志，无欲无求，先发大慈恻隐之心，誓愿普救含灵之苦。若有疾厄来求救者，不得问其贵贱贫富、长幼妍媸、怨亲善友、华夷愚智，普同一等，皆如至亲之想……”作为护士与护理人员要对患者关怀备至、体贴入微、精心护理。另一方面，要发挥患者亲属的作用，因为良好的家庭支持系统与天伦之乐对于患者更为必要。此外，还应调动患者的朋友圈，因为友谊是人生不可缺少的，知心朋友间的推心置腹、促膝恳谈、互相慰藉给人以稳定感和归属感，对一个人的心理稳定有极大的帮助，为此，医院需要进一步完善目前的探视制度，提高探视效率，还应倡导病友之间互相关心、互相爱护、互相帮助。

6. 本疗法适用于临床各科心身疾病与心身症状。

第六章
心理咨询

第一节 概 述

一、心理咨询定义

歌诀

咨询普通医学分，一为常人一病人。
前者内涵有六条，后者康复人身心。
细分内外儿肿瘤，精神病学勿等同。

【注释】

1. 咨询指通过人际关系而达到一种帮助、教育和增长的过程。心理咨询是处理人的需要和问题的过程，包括普通心理咨询与医学心理咨询，其对象一为正常人，一为心理障碍者与心身疾病患者。

2. 根据《美国哲学百科全书》，普通心理咨询的内涵有 6 个方面：①着重于正常人；②对人的一生提供帮助；③强调个人的力量与价值；④强调认知；⑤研究个性差异；⑥充分考虑环境因素。

3. 医学心理咨询的主要对象是患者或寻求医学帮助和指导的人们，着重于心理治疗或医学治疗，帮助患者恢复心身健康。

4. 医学心理咨询可再细分为内科、外科、儿科、妇产科、肿瘤科等心理咨询。

5. 精神病学主要研究病理心理、变态心理；精神病学咨询是医学心理咨询的一个重要部分，但不应把医学心理咨询和精神病学咨询等同起来。

二、心理咨询的意义

歌诀

咨询意义有四层，澄清性质医心病。
消除疾病心理症，也治心身病反应。
导向训练利防治，有助学科互补渗。

【注释】

1. 医学心理咨询的意义有 4 个方面，即医心病、消心症、调心身、联学科。

2. 心病还需心药医，解铃尚待系铃人，不少人出现的症状源于心理社会因素，消除这些病感和症状，单靠药物不行，必须通过咨询澄清其性质，针对性采取心理社会调整措施，才能获得良效。

3. 心身相契，躯体病常有各种心理反应。例如，冠心病患者常感到焦虑、癌症患者常感到抑郁，如这些心理反应不及时干预，病情会进一步恶化，而及时排除其焦虑、抑郁的情绪，有利于病情缓解。

4. 医学心理咨询也有利于心身疾病的治疗，如 A 型行为类型与冠心病或正相关，通过咨询，对 A 型人格进行导向训练和转变，将有利于冠心病的防治。

5. 心理咨询有利于加强心理学与基础医学、临床医学、康复医学之间的学科联系，有利于医、教、科 3 个方面的互相补充、渗透，既可促进医学科学研究的发展，也有助于行为医学本身的发展。总之，心理咨询在现代医疗保健中具有重要地位。

三、小结

心理咨询与临床心理治疗的概念比较见表 6-1-1。

表 6-1-1　心理咨询与临床心理治疗的概念比较

类型	内容
普通心理咨询	通过人际关系而达到帮助、教育人解决多种应激性问题，提高适应能力的过程。其内容有以下几点： ①着重于正常人 ②对一生提供帮助 ③强调个人价值 ④强调认知 ⑤研究个性差异 ⑥充分考虑环境因素
医学心理咨询	主要对象是心理障碍者与心身疾病患者，着重于心理治疗和医学治疗，但范围较心理治疗更广泛。可细分为内科、外科、妇产科、儿科、肿瘤科心理咨询，精神病医学咨询也是其重要组成部分
临床心理治疗	以医学心理学理论为指导，以良好医患关系为桥梁，通过应用各种心理技术，增强患者抗病能力，消除心身症状过程。其基本要求有以下几点： ①治疗者必须熟悉心理学 ②治疗按程序进行 ③使用各种心理理论和技术 ④被治疗者具有一定躯体、心理问题 ⑤目的是消除各种心身疾病，帮助患者恢复健全的生理、心理及社会功能

第二节　心理咨询的工作模式

一、心理咨询方式

歌诀

方式主要有六种，门诊定期须完整。
院内联络咨询组，信件专栏科普性。
电话咨询消危机，访问群体网上新。

【注释】

1. 咨询方式主要有6种，即门诊咨询、医院内咨询、信件咨询、专栏咨询、电话咨询与访问咨询。

2. 综合医院医学心理门诊要定期开设，每周1次或多次，心理医师对来访者所谈问题要保密，特别是隐私之类的问题，但记录要完整、真实。

3. 院内咨询应由心理医师、精神科医师、心理学工作者和其他医师组成联络咨询组，共同研究患者出现的心理问题。

4. 信件与专栏咨询指在报纸、杂志上开设专栏，对具有典型意义且适合刊登的心理问题加以答复，其具有普及心理卫生知识的科普性质。

5. 访问咨询指心理医师到学校、工厂等工作现场调研，找出症结，提供职业群体心理卫生建议。

6. 网上咨询是近年来兴起的一种新事物，在国内大型城市比较普遍。

二、心理咨询范围

歌诀

咨询范围十方面，焦虑抑郁碍睡眠。
慢性疼痛强迫症，躯体症状不明源。
厌食贪食性紊乱，学习障碍身心伴。

【注释】

综合医院心理咨询的范围主要有 10 个方面，通常不包括精神障碍患者。

1. 焦虑障碍与抑郁障碍。

2. 睡眠障碍，如失眠、嗜睡、睡眠呼吸暂停综合征、梦游、遗尿等。

3. 慢性疼痛但无器质性病变。

4. 强迫症。

5. 不明原因的躯体症。

6. 神经性厌食。

7. 神经性贪食。

8. 性心理障碍，如性欲减退、勃起功能障碍、早泄、阴冷，以及性变态。

9. 学习障碍，如注意缺陷多动障碍，即轻微脑功能失调。

10. 躯体疾病伴发的心理反应。

三、心理咨询人员要求

歌诀

注册资格有八条，两会资格学历高。
心理健康有道德，不少两年临床疗。
通过考试有证书，两例八次案提交。

【注释】

中国心理卫生协会有关心理咨询工作者的注册资格共有 8 条。

1. 必须具备中国心理卫生协会会员与中国心理学会会员资格。

2. 具有心理学或医学高等学历、学位。

3. 咨询人员本身必须心理健康。

4. 严格恪守两会有关心理咨询与心理治疗工作者的道德准则。

5. 必须具有至少 2 年，每周不少于 4 h 的心理治疗与咨询的临床实践经验。

6. 必须获得两会认可的培训机构或培训项目的心理治疗与咨询培训证书。

7. 必须通过正规考试且有证书。

8. 至少独立完成并提交 2 例 8 次以上系统治疗或咨询的完整案例。

第三节　心理咨询的程序

一、心理咨询过程

歌诀

一般过程检测评，治疗指导与咨询。
个别过程四阶段，准备探讨其反应。
行动转变八措施，发展阶段明重心。

【注释】

1. 心理咨询是一个帮助人适应和发展的过程，使人的潜能得以达到完美的发展，医学心理咨询的一般过程包括 2 个方面，一方面是检查、测试与评估，另一方面是治疗、咨询与指导。前者通过心理评估（量表、问卷、人格测验、情绪测验与神经心理测验）进行疾病诊断，后者通过深入了解药物治疗的适应证与不良反应，增强心理治疗与咨询的自觉性，具体的心理干预包括一般支持、行为疗法、认知疗法、集体心理治疗，以及婚姻、家庭咨询（图 6-3-1）。

2. 心理咨询有多种形式，按咨询对象的数量划分，主要有个别咨询与团体咨询，个别咨询的基本过程可分为 4 个阶段，即准备阶段、探讨反应阶段、行动转变阶段和发展阶段。

3. 准备阶段是第一阶段，这一阶段的重要工作是关注来访者的外表与心理状态。

4. 探讨反应阶段的目标是让来访者坦然宣泄并启发其反思，反思心理困扰的原因。

医学心理咨询

- 检查、测试、评估 —心理评估→ 疾病诊断
  （量表、问卷、人格测验、情绪测验与神经心理测验）
- 治疗、咨询、指导 —药物利弊→ 心理干预
  （支持疗法、行为疗法、认知疗法、集体心理治疗，以及婚姻、家庭咨询等）

图 6-3-1　医学心理咨询的一般过程

5. 行动转变阶段从 8 个方面入手，帮助来访者实施转变：①了解其世界观；②矫正其信念；③设定目标；④分析阻力和动力；⑤做出决定；⑥选择达到目标的方法；⑦激励来访者；⑧肯定其成绩，适当修正其方法。

6. 发展阶段的工作重心应放在进一步的评估、督导和鼓励支持上，以期来访者得到全面发展与快速成长。

二、心理咨询原则

歌诀

五大原则须遵循，鼓励疏泄耐心听。
积极支持树信心，解释得当应对慎。
尊重患者守秘密，解决问题五步清。

【注释】

医学心理咨询要获得良效，必须遵循 5 个原则，即疏导性原则、交友性原则、启发性原则、保密性原则与结合治疗原则（表 6-3-1）。

1. 疏导性原则即耐心倾听、鼓励疏泄。患者的倾诉常能减轻其情绪反应。

2. 交友性原则即积极支持、建立信心。要给患者强有力的保证，使患者看到希望的曙光，逐渐树立信心。

3. 启发性原则即理解得当、应对审慎。解释要恰当，切忌含混，也不要空洞说教，敷衍患者。

4. 保密性原则即尊重患者、严守秘密。不相干者不得介入会谈，注意不得泄露患者隐私。

5. 结合治疗原则即解决问题，分 5 个基本步骤：①澄清问题的性质；②先着手解决患者挑选的一个问题；③选择最佳实施方案；④付诸行动；⑤评价实施结果并寻找症结所在。

表 6-3-1　医学咨询的 5 个原则

原则	主要内容
疏导性原则	耐心倾听、鼓励疏泄
交友性原则	积极支持、建立信心
启发性原则	解释得当、应对审慎
保密性原则	尊重患者、严守秘密
结合治疗原则	解决问题、步骤有五

三、心理咨询基本技术

歌诀

会谈技巧特强调，耐心倾听第一要。
缩写 A B C D E，态度方式注释导。
如何开始要点何，会谈能力需提高。

【注释】

1. 咨询技术与一般心理治疗大致相同，但特别强调咨询工作人员的会谈技巧。

2. 咨询基本技术中，耐心倾听十分重要，倾听本身就是一种疏泄，常能减轻患者的不良情绪。

3. 除耐心倾听之外，心理咨询师还应注意 5 个方面，即态度（attitude）、基本会谈方式（basic way of talking）、集中注意力（concertration）、指导（directing）与解释（explanation），这 5 个方面的英文单词第一个字母恰为 A、B、C、D、E。

4. 这 5 个方面可简编为态度、方式、注意力、指导与解释。

5. 会谈技巧中，要讲究如何开始会谈，如何继续会谈，要点是什么，以及如何提高会谈能力。良好的开端是成功的一半，会（晤）谈的首要任务是弄清来访者咨询问题的性质、成因等，此时咨询师一定要全神贯注，以开放式问题开始会谈而不是封闭式问题。开放性问题指不能简单地用“是”或者“否”来回答的问题，医师要用“是什么”“为什么”“怎么样”的问语，寻找问题的实质，这样可望获取更多的信息。

6. 继续会谈的要点有 4 条：①尽可能鼓励和促进会谈；②患者躯体性主诉要探索其心理社会原因；③会谈应从开放式逐渐转向封闭式；④集中于现在的问题，不宜在往事上停留过久。

7. 心理医师提高会谈能力的措施有 4 个方面：①在会谈时要有高度的敏感性；②要提高对来访者非言语暗示的敏感性；③要有应对话多患者的能力；④要有掌握复杂心理资料的能力。

四、心理咨询应注意的几个问题

歌诀

坚持医学新模式，避免漏诊病器质。
重视应用心理疗，保守患者诸隐私。
药物治疗不排斥，转诊专科必要时。

【注释】

1. 医学心理咨询需要注意 6 个问题，包括坚持新医学模式、防止器质病漏诊、重视心理治疗、保守患者的秘密、应用精神药物与转诊问题。首先要注意澄清问题的性质，从生物 - 心理 - 社会医学模式几个方面追溯原因。

2. 医学心理咨询要求对每位患者都要进行躯体检查与辅助检查，坚持心身综合诊断原则，防止漏诊器质性疾病。

3. 医学心理门诊不同于普通医学门诊的健康咨询，对于心理障碍者应采用各种有效的心理疗法。

4. 要注意保护患者的隐私，严守秘密，守口如瓶。

5. 医学心理门诊强调心理治疗，但不排斥药物治疗，尤其是抗焦虑药、抗抑郁药及抗精神病药等行为调节药。

6. 对有幻觉、妄想、严重认知行为障碍的患者应转精神卫生中心或精神专科治疗；一些患者有可疑器质病，必要时可去有关专科检查。

在整个心理咨询的过程中，除需注意上述 6 个问题外，还要自始至终注意另外 6 个方面，即良好的服务态度、适当的谈话距离、严格的保密制度、耐心听取陈述、把握目标时间及慎重解释结果（表 6-3-2）。

表6-3-2　心理咨询注意的方面

需注意的方面	需注意的内容
需注意的几个问题	坚持新模式，勿漏器质病，重视心理疗，隐私需保密，应用精神药，必要时转诊
咨询者注意事项	良好的态度，适当的距离，严格保密，耐心听取，把握目标时间，慎重解释结果

趣味理解法

六六大顺——表6-3-2中，即心理咨询需注意的问题与注意事项各6条。

第七章
心理卫生

第一节　概　述

一、健康与心理卫生的概念

歌诀

健康不仅无疾病，世卫组织早界定。
身心社会皆完满，多方干预维护真。
心理健康义三层，学科状态与卫生。

【注释】

1.“健康就是无病”，这是人们最初对健康的认识，随着社会的进步、科技的发展，人类的疾病谱与死亡谱有了重大改变，生活方式、行为、心理、社会和环境因素成为影响健康的重要因素。前已述及，人群疾病大约 50% 与生活方式和行为有关；20% 与生活环境和社会环境有关，20% 与遗传、衰老等生物因素有关，10% 与卫生服务缺陷有关，这说明了医学模式转变的重要性与必要性。

2. 世界卫生组织（World Health Organization，WHO）早在 1948 年就指出：健康不仅是没有疾病或虚弱的状态，而且是一种在身体上、心理上和社会上的完满状态。

3. WHO 成立已半个多世纪，它向全世界的医务工作者提出一个神圣的任务，就是在医治躯体疾病的同时，还要注意从社会、心理等多方面进行干预，这样才能真正维护人类健康。

4. 心理健康即心理卫生，包括 3 层含义，一是指一门学科，即心理卫生学或称健康心理学；二是指心理健康状态，如一个人具有积极稳定的情绪、健全成熟的个性，以及良好和谐的社会适应能力；三是指专业或实践，即心理卫生工作。

二、心理卫生的目标、功能及现实意义

歌诀

目标狭义广义分，狭义防治心理病。
广义维护心安康，三级预防寓功能。
心理卫生意义三，安心耐挫促文明。

【注释】

1. 心理卫生工作目标有狭义与广义之分。狭义是指预防和矫治各种心理疾病；广义是指维护和促进心理健康，提高人类适应能力。

2. 随着心理卫生运动的深入，提出了心理卫生“三级预防”功能：初级预防是宣教心理卫生知识，二级预防是尽早发现心理疾病并进行干预，三级预防是减轻慢性精神疾病患者的病情，提高其适应能力和生活质量。因此，心理卫生也具有 3 级功能：初级功能是防治心理疾病，中级功能是为完善心理调节，高级功能是发展健康的个体与社会。

3. 心理卫生具有十分重大的现实意义，主要有 3 个方面。

（1）有助于心理疾病的防治，使人更好地适应社会。

（2）有助于人类心理健康，使人更能耐受挫折与逆境。

（3）有助于推动精神文明建设。

三、心理健康标准

（一）马斯洛心理健康十标准

歌诀

自知环境能适应，目标实际人际通。
总结经验善学习，人格和谐与完整。
情绪泄控皆适度，需求足而扬个性。

【注释】

马斯洛提出的心理健康十标准如下。

1. 充分了解自己。
2. 与现实环境保持接触。
3. 有充分的适应力。
4. 生活目标切合实际。
5. 能保持良好的人际关系。
6. 具有从经验中学习的能力。
7. 能保持人格的和谐与完整。
8. 情绪能进行适度的表达与调控。
9. 在不违背社会规范的情况下，个人基本需求能恰当满足。
10. 在不违背集体意志的前提下，弘扬发挥个性。

（二）中国心理健康标准

歌诀

结合国情五方面，智力正常符曲线。
情绪良好且稳定，人际和谐乐交结。
适应环境多奉献，人格完整与健全。

【注释】

我国学者根据中国国情提出心理健康的 5 条标准。

1. 第一条智力正常，智力曲线呈正态分布。

2. 第二条情绪良好，愉快、开朗、自信，善于调整急性情绪，具有情绪稳定性。

3. 第三条人际和谐，既有广泛人际关系，又有知心朋友，有自知之明，不卑不亢、乐于助人、宽以待人。

4. 第四条适应环境，进退从容、宠辱不惊，达到自我实现与社会奉献的协调统一。

5. 第五条人格完整，具有清醒的自我意识并积极进取。

（三）中外心理健康标准比较

见图 7-1-1。

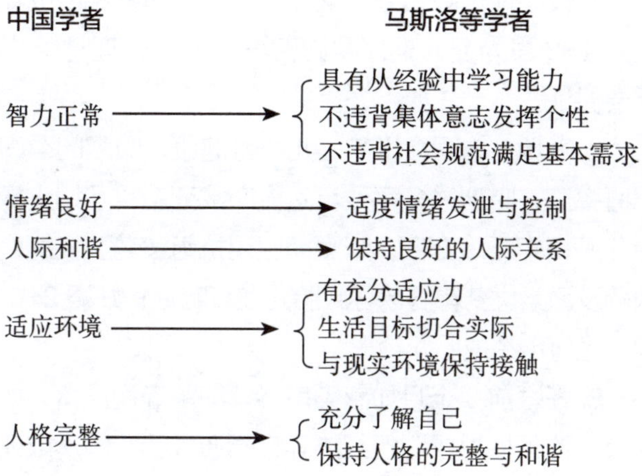

图 7-1-1 中外心理健康标准比较

第二节　儿童及青少年期心理卫生

一、妊娠期及婴儿期（0~3 岁）

歌诀

合理营养是保证，烟酒药致胎畸形。
早妊病原疾病碍，保持乐观好心情。
婴需母乳玩具爱，语训游戏多功能。

【注释】

1. 按心理年龄划分，从妊娠到出生为妊娠期或称胎儿期，出生后 1~3 岁为婴儿期。孕妇营养丰富且合理是胎儿心身发育的重要保证。

2. 吸烟、饮酒会影响胎儿心身健康。吸烟的孕妇生产低体重儿概率高，吸烟过多可致自然流产或死胎；孕妇大量饮酒，可致胎儿酒精中毒综合征；妊娠期服用抗组胺药、抗癫痫药、抗精神病药及激素类药都容易导致胎儿发育畸形；妊娠 2~6 周接受 X 线辐射也可能造成胎儿畸形。

3. 妊娠前 3 个月如感染病毒、细菌等病原体，如患风疹、腮腺炎、流行性感冒、猩红热等，易造成胎儿畸形或死胎等；孕妇甲状腺功能减退，易使新生儿痴呆；孕妇患肺结核、尿路感染或糖尿病等，也会影响胎儿发育。

4. 孕妇除应特别重视保持身体健康外，还应保持愉快、良好、稳定的情绪；否则可能造成难产或血压升高，甚至造成各种胎儿畸形。

5. 提倡母乳喂养，可增加乳儿免疫力，促进其智力发展，更重要的是增加母婴情感沟通，有助于婴儿神经系统的正常发育。玩具是婴儿的“天使”，玩具这种信息刺激可增加婴儿视、听、触觉能力，减少与母亲的分离焦虑，也有助于大脑的发展。

6. 有人把物质营养、信息刺激和母爱称为婴幼儿的三大营养，特别是母爱对婴幼儿心理发展至关重要。研究证实，3 岁以前孩子被剥夺母爱，其生理、智力及社会适应性的发展极为迟缓，故应帮助婴儿建立母婴特殊的依恋关系，减少分离焦虑，这是婴儿期心理卫生的重要内容。

7. 婴儿语言训练应从三四个月开始，1~3 岁是婴儿语言迅速发展的时期。

8. 游戏对婴儿来说十分重要，目的在于使婴儿运用感官来认识世界。游戏对婴儿具有多种功能，可促进婴儿心身健康发育；可增长婴儿知识，特别是儿歌；可培养婴儿的注意力与自信心；可消除紧张和忧虑，释放内心冲突和负性情绪。

趣味理解法

关于胎教

1. 中医学中关于胎教的论述十分精辟，《妇人秘科》说：“受胎之后，喜怒哀乐，莫敢不慎。”西汉《胎教杂事》说：“周后妃妊成王于身，立而不跛，坐儿不嵯，笑而不渲，独处而不倨，虽怒而不詈，胎教之谓也。”意思是说，周成王之所以优秀，和母亲情绪稳定、乐观愉快，目不视丑物、耳不听恶声有很大关系。

2. 日本著名教育家井深大在他的著作《零岁——教育的最佳时期》中强调了胎教的巨大意义，在全世界引起巨大反响。

二、幼儿期（4~6 岁）

歌诀

七岁脑重近成人，认知发展三特征。
语言感知发展快，情感易变性认同。
因势利导多游戏，父母表率民主风。

【注释】

1. 3 岁儿童的脑重量已达成人 3/4，7 岁时已接近成人，神经纤维髓鞘已基本形成。

2. 此期认知特点有 3 个。

（1）语言、感知觉迅速发展。

（2）情感强烈，富有易变性，易受外界感染。

（3）开始发展性别认同，已能区分男孩与女孩。弗洛伊德称此期为性蕾期。

3. 幼儿期的心理卫生要注意 4 个方面。

（1）对幼儿的独立愿望因势利导：3~4 岁幼儿独立愿望增强，心理学上称为第一反抗期，要因势利导，培养自我管理能力。

（2）玩耍与游戏：玩耍与游戏是幼儿的主导活动，是幼儿增长知识、增进思维、发展想象力的最好途径，要鼓励孩子们在一起愉快玩耍。

（3）父母要正确对待孩子的无理取闹和过失行为：不能无原则迁就，但也不能打骂，要正面引导。

（4）父母及老师要给幼儿做好表率：家长是孩子的第一任老师，言谈举止都要做出榜样，要以民主的方式管教幼儿。

三、儿童期（7~12岁）

歌诀

除生殖外近成人，智力发展最快增。
好奇心强喜模仿，性格可塑富热情。
入学适应倡良习，培养情商重创新。

【注释】

1. 儿童期指学龄期，除生殖系统的器官外，其他器官已接近成人。

2. 此期儿童智力发展最快，感知敏锐性提高且有目的性与有意性，注意力稳定性加强，口头语言迅速发展，开始掌握书写，词汇量不断增加，抽象思维能力增强。

3. 此期好奇心强，辨别力差，富于热情，情绪直接，容易外露，波动大，喜欢模仿。

4. 儿童自我意识进一步发展、社会意识迅速增强，但性格可塑性大，个性品质及道德观、价值观、世界观逐渐形成。

5. 儿童期的心理卫生要注意以下4个方面。

（1）注意小学生入学适应，要多给具体的指导与帮助。

（2）培养正确的学习动机、学习态度，培养孩子专心听课、积极思考、踊跃提问、按时作息等良好习惯。

（3）注意“情商”的培养：①培养良好的心理品质，如优良的道德情操、豁达的品性、积极乐观的心态、坚定的意志等；②要具有坚韧不拔、持之以恒的韧性；③关心他人，善于与人相处，善于自制。

（4）开拓创造性思维，培养儿童思维的灵活性、多向性和想象力，鼓励创新，勇于标新立异、“异想天开”、另辟蹊径、出奇制胜。

四、青少年期（13~17岁）

歌诀

第二性征渐分明，两性意识始觉醒。
心理成熟常滞后，独立依赖矛盾生。
及时进行性教育，完善自我代沟清。

【注释】

1. 青少年期是从儿童过渡到成年的阶段，这一阶段的生理和心理都发生了巨大变化，特别是第二性征相继出现，男性出现遗精，女性月经来潮。

2. 此期性意识开始觉醒，产生对异性的好奇、关注和接近倾向，希望得到异性的青睐，有的在异性面前感到羞涩，有的则以恶作剧方式招引异性注意。

3. 青少年期生理发育较快，而心理发展尚未成熟，常表现为自我意识的矛盾，一方面青少年意识到自己已长大成人，希望独立；另一方面阅历还浅，涉世未深，许多方面还不成熟，生活上、学习上都还有较大的依赖性。

4. 关于青少年的心理卫生要注意以下 3 个方面。

（1）引导性意识健康发展：及时对青少年进行性教育，包括性生理、性心理、性伦理、性法制教育，抵制黄色文化，防止早恋，培养高尚的道德情操。

（2）发展良好的自我意识：学会客观认识自己，客观评价别人，从实践出发，确立奋斗目标。

（3）消除心理代沟：及早进行心理调适，一方面指导子女尊重体谅父母，另一方面父母也要信任和理解孩子。

第三节 成年期心理卫生

一、青年期（18~29 岁）

（一）身心发展特点

歌诀

生理发育成熟全，身体素质高峰巅。
认知语言趋完善，强烈不定是情感。
意志行为都增强，个性初定难改变。

【注释】

1. 青年在 22 岁左右生长发育完全成熟，身高达最大值，第二性征彻底完成。

2. 身体素质发育在青年期进入高峰，脑的形态与功能已趋成熟。

3. 心理能力逐渐发展，认知语言能力成熟，认知旺盛、富于幻想是这个时期的特点。

4. 此期的情绪情感丰富、强烈，但不稳定，有时出现明显的两极性。

5. 此期意志发展迅速，自觉性与主动性增强，行为果断性也有所增强。

6. 人格逐渐成熟，个性已相对稳定，表现为自我意识趋于成熟，人生观初步形成，兴趣基本稳定，性格初步定型，以后的改变十分微小。

（二）常见问题对策

歌诀

社会适应交往多，注意调节与对策。
目标适当要自知，情感理智应理妥。
排除神秘性困惑，随便越轨不负责。

【注释】

1. 社会适应问题。青年期成人感和独立感、自尊心和自信心越来越强烈，但社会成熟度相对迟缓，常常因遇到各种挫折、矛盾而彷徨、苦闷，对此应注意对策：首先要正确评估自己，此外奋斗目标要适当，还要与他人多交往且注意选择性与自控性。

2. 要理顺情绪，善于处理情感与理智的关系。具体包括：①期望值适当；②增加愉快生活的体验与回忆；③适当宣泄情绪；④转移不良情绪的干扰。

3. 正确处理性与爱的困惑。①首先要排除性的神秘感、可耻感与禁忌感，对性有正确认识是性心理健康的首要前题。②正确理解性意识与性冲动，接受其自然性与合理性。部分青年发生的性幻想、性梦与手淫等自慰行为，对缓解性紧张有益无害。③增加男女正常交往，加深彼此的了解，能使青年更稳妥地、认真地择偶。

4. 应及时对青少年进行性教育。性既不可耻、下流与罪恶，也不可随便、越轨与不负责任，应该严肃对待，“高洁其志行，严谨其操守”。

趣味理解法

1. 青年期独立性与依赖性的矛盾十分突出，进入自律阶段，处于心理“断乳”期，心理上力图割断对父母的依赖，并与以往时代决裂，但心理上的“断乳”要比生理上的断乳（通常在出生后10~12月龄）复杂得多，往往引起许多矛盾，甚至导致心身障碍。

2.《论语·季氏篇》说：“君子有三戒。少之时，血气未定，戒之在色；及其壮也，血气方刚，戒之在斗；及其老也，血气既衰，戒之在得。”青年人血气方刚、朝气蓬勃、情绪强烈，容易冲动，因此，青年期又称暴雨怒涛疾风狂飙期，要正确处理情感与理智的关系，要冷静沉着，避免冲动，避免与人殴斗，避免“一失足成千古恨”。

二、中年期（30~59岁）

歌诀

生理功能渐衰弱，心理能力强不惑。
多事之秋超负荷，淡泊名利量力作。
改善品质调认知，家庭氛围营睦和。

【注释】

1. 人到中年知识经验日益丰富，然而生理功能却逐渐衰退，人体各系统生理功能减退（图7-3-1）。

2. 人的心理能力进入中年期后仍在发展，表现在智力发展到最佳状态、情绪稳定、意志坚定、个性固定，正如孔子所说：“三十而立，四十而不惑，五十而知天命，六十而耳顺……。”

人体各系统功能衰退

- 心血管系统：动脉硬化，弹性↓→动脉变窄→冠心病、脑卒中
- 呼吸系统：肺间质↑→换气功能↓→慢性支气管炎
- 消化系统：胃肠功能↓→消化不良
- 内分泌系统：
  - 胰岛素↓→糖尿病
  - 性腺功能↓→性欲↓→更年期综合征
- 运动系统：肌肉萎缩、骨密度↓、骨质疏松
- 免疫系统：免疫监视功能↓

图 7-3-1　中年期人体各系统功能改变

3. 中年期心理卫生应注意以下几个方面。

（1）中年人心理压力常处于超负荷状态，事业、工作、家庭等多重社会角色常使他们不堪重负，严重威胁其心身健康，处于“多事之秋”时期，为此不可等闲视之，掉以轻心。

（2）对于高强度的精神紧张与心理压力，中年人要注意量力而行，适可而止。主动发展业余爱好，不断丰富精神生活。要淡泊名利，不为眼前利益牺牲健康。在工作与精神压力过大时，要学会放松。

（3）正确处理错综复杂的人际关系。为此，要调整认知结构，广交朋友，建立良好的社会支持系统；改善个性品质，热情开朗，宽宏大量，富有责任心，摒弃嫉妒心，善解人意，乐于助人。

4. 营造一种良好的家庭氛围。家庭是社会的细胞，是一个人身心调养的小岛，是回避社会风浪的港湾。中年人要在行业上有所作为，需要一个安定、和睦的家庭作为“大本营”与后盾，因此夫妻间要经常相互沟通，消除误会，建立“夫妻认同感”，避免“第三者插足”。另外，对子女的教育注意严父慈母，对孩子既不溺爱、不放纵姑息，也不过度保护、“越俎代庖”。总之，家庭要有天伦之乐，和睦温馨。

趣味理解法

忠臣孝子——中年人是社会中坚，是各行业的主力，又是家庭的“顶梁柱”，肩负着社会与家庭的重任，上有赡养父母的天职，下有抚育子女的义务，集公务、家务重担于一身，既要做“忠臣”，又要做“孝子”，诸事纷扰，心力交瘁，甚至可能壮志未酬，英年早逝。因此，一定要量力而行，学会放松。

三、老年期（60 岁及以上）

歌诀

生理病理性衰老，近事遗忘喜唠叨。
孤独固执恐惧感，加强交往多用脑。
确立生存之意义，性爱行为不可少。

【注释】

1. 目前我国已进入老龄化社会，不断提高老年人心理健康水平已成为一个重要研究课题。老年期的生理功能衰退，既有形态上的改变，又有功能上的下降；既有生理性衰老，又可能有因老年病影响而出现的病理性衰老。

2. 老年人脑细胞减少、脑功能下降，可发生一系列心理改变。

（1）记忆力下降：老年人近事易遗忘，但远期记忆好，机械记忆能力下降，但逻辑性记忆并未减退。由此看来，老年人以经验为基础的晶化智力易保持，而以生理为基础的液化智力易下降。

（2）情绪改变：老年人情绪不稳定，易兴奋、易激惹、喜唠叨。

（3）性格改变：由于老年人思维散漫、学习新鲜事物的机会减少，办事多固执、刻板。另外，离岗后的失落感，以及子女独立、亲友来往减少的门庭冷落，易使老年人产生孤独感与恐惧感。

3. 克服孤独心理的对策是加强人际交往，形成社交网络，尽可能保持与社会的联系，走出家门，发挥余热，不可囿于斗室、深居简出。

4. 克服权威心理的对策是坚持用脑，不断学习新事物，找回自己的兴趣与爱好，继续为社会做贡献。

5. 克服恐惧心理的对策是确立生存的意义，乐天知命，对死亡要有思想准备，不幻想、不回避，“人生自古谁无死，留取丹心照汗青”，更应加倍珍惜时间，尽量完成尚未了结的心愿。

6. 老年人也要有性爱。①适当的性生活，是生命质量的体现，也是缓解死亡恐惧的一种较好的方法；②与老伴的关系融洽和谐，患难与共，倍享天伦之乐；③帮助丧偶老年人重组家庭。

趣味理解法

1. 李商隐的名句“夕阳无限好，只是近黄昏”，虽是佳句，总显凄然，莫如改为“夕阳无限红，晚霞更通明”。

2. 曹操《龟虽寿》中的“老骥伏枥，志在千里，烈士暮年，壮心不已”可作为老年人的座右铭，有助于老年人克服孤独、权威、恐惧心理。

3. 老年人的五老：有“老底”，有“老窝”，有“老本”，有“老伴”，有“老友”。意指有较雄厚的经济基础与收入、有一套像样的住房、有较结实的身体、有情深爱笃的伴侣、有志同道合的老朋友，特别是老伴不可或缺！老夫老妻之间，风雨同舟，相濡以沫，情趣秉性，了如指掌，携手相伴，和谐合拍。执子之手，与子偕老。子女照料，总不如老伴体贴入微，正所谓“一辈子的儿女不如半辈子的夫妻”。

第八章
异常心理与不良生活方式和行为

第一节　概　述

一、异常心理刺激的判断标准及其理论模式

歌诀

异常心理相对言，又称变态心理学。
判断标准难规定，统计医学与经验。
社会适应也相连，理论模式七观点。

【注释】

1. 异常心理指个体的心理特征发生异常改变，又称变态心理。心理正常与异常或变态是相对的，后者只是偏离常态。有的心理异常并不属于病态。

2. 对异常心理现象进行系统探讨和科研的学科，称变态心理学。变态心理学与正常心理学相辅相成，有助于更深入了解正常心理活动。

3. 异常心理的刺激标准极为重要，但由于正常与异常心理差别的相对性，以及主要主、客观因素对异常心理活动的影响，判

断异常心理和行为时很难规定一个绝对划分标准。

4. 异常心理判断标准有 4 个，即统计学标准、医学标准、经验标准与社会适应标准。

（1）统计学标准源于心理测量。普通人群的心理特征测量结果呈正态分布，而远离中间的两段视为异常。

（2）医学标准又称症状和病因学标准，具体来说，依据有无症状和病因作为判断标准。如某种心理现象具有病理解剖和病理生理的变化，则心理异常成立。

（3）经验标准主要依据 2 个方面，一是个体的自我评价，二是心理医师对被观察者心理状态的判断，这就决定了经验标准是一个近似标准。

（4）社会适应标准是以社会常模为标准来进行测量，社会常模指符合社会准则的心理和行为，如果个体与社会不适应，就被认为心理与行为异常。

5. 异常心理的理论模式有 7 种，即心理生理学理论模式、心理动力学理论模式、行为理论模式、人本主义理论模式、社会文化理论模式、生物－心理－社会理论模式、认知理论模式。

二、异常心理分类

歌诀

现象精神两大类，前者障碍知情意。
认知过程八障碍，情感意志亚型记。
后者精神病三分，世卫美中“因症”依。

【注释】

1. 异常心理分类十分复杂，有许多不同分类法，以现象学和精神病学两种分类方法最常用（图 8-1-1）。

- 异常心理分类
  - 现象学分类
    - 认知过程障碍
      - 感觉、知觉、思维、注意、
      - 记忆、智力、自知力、定向力
    - 情感过程障碍
      - 高涨、欣快、低落、淡漠、恶劣
      - 暴发、倒错、脆弱、矛盾、激情
    - 意志行为障碍
      - 意志：增强、减弱、倒错
      - 行为：兴奋、木僵、刻板
    - 意识障碍
      - 环境：嗜睡、模糊、昏睡、谵妄、昏迷
      - 自我：人格解体、转换交替、双重
  - 精神病学分类
    - 《国际疾病分类》（ICD）
    - 《精神疾病诊断与统计手册》（DSM）
    - 《中国精神疾病分类与诊断标准》（CCMD-3）

图 8-1-1　异常心理的两种分类

2. 现象学分类主要指认识（知）过程障碍、情感过程障碍与意志行为障碍。

3. 认识过程主要有 8 个方面，即感觉、知觉、思维、注意、记忆、智能、自知力与定向力。

4. 情感过程与意志过程障碍要掌握其进一步分类。

（1）情感障碍亚型有15种，即情感高涨、欣快、低落、焦虑、脆弱、暴发、易激惹、迟钝、淡漠、倒错、表情倒错、恐惧、病理性激情、矛盾性情感、病理性心境恶劣。简编为：高快激情易激惹、低落焦虑暴脆弱、迟钝淡漠两倒错、恐惧矛盾心境恶。

（2）意志行为障碍包括意志增强、减退、缺乏、倒错、矛盾意向、兴奋状态、木僵状态、违拗症、被动服从、刻板动作、模仿症、矫饰症、离奇、持续动作、强制与强迫性动作。简编为：意志强退乏盾矛，行为障碍意向倒，二态三症四动作、被动服从离奇叫。

5. 精神病学分类目前在临床使用的主要有 3 种分类。

（1）世界卫生组织编写的《国际疾病分类》（ICD）中的精神与行为分类。

（2）美国精神医学学会编写的《精神疾病诊断与统计手册》（DSM）。

（3）中华医学会精神病学分会通过的《中国精神障碍分类与诊断标准》（CCMD-3）。

6. 上述三分法都依据与结合病因和症状进行分类并使用了描述性原则。

第二节 焦虑障碍

一、心理社会因素与焦虑障碍

歌诀

焦虑应激勿混同，前者尚有适应性。
信号调整积经验，现实神经道德分。
神经症性又分三，各派理论个争鸣。

【注释】

1. 所谓焦虑是因不能达到目的或不能克服威胁，使个体自尊心与自信心受挫或失败感、内疚感增加，预感不祥和担心而形成的一种紧张不安及带恐惧和不愉快的情绪（图 8-2-1）。

焦虑与应激不能混为一谈，二者的异同比较见表 8-2-1。

2. 焦虑的适应性功能体验在以下 3 个方面。

（1）向个体发出信号，提醒存在危险，以便采取相应措施。

（2）动员机体调整行为，为应对危险做好准备。

（3）学习、积累经验和应对不良情绪的方法和策略。

3. 焦虑按来源分为 3 类，即现实性焦虑、道德性焦虑与神经症

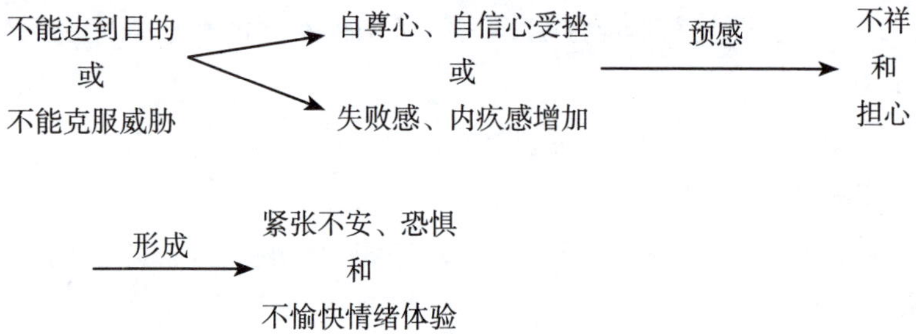

图 8-2-1　焦虑的概念

表 8-2-1　焦虑与应激的比较

项目	焦虑	应激
定义	因不能到达目的或不能克服威胁而形成的一种紧张不安和带恐惧和不愉快的情绪体验	由出乎意料的紧迫情况引起的高度紧张的情绪状态
相同	焦虑不一定全部有害，具有适应功能： ①提醒存在危险信号 ②调整行为 ③积累经验与应对策略	应激具有两重性、利在以下： ①头脑清楚、急中生智 ②动作准确、行动有力 ③及时摆脱困境
不同	不一定由实际存在的威胁或危险引起	应激源除威胁或危险外，愉快或高兴的刺激也能产生

性焦虑。现实性焦虑又称客观性焦虑，由外界危险引起；道德性焦虑由内疚感引起；神经症性焦虑又称神经过敏性焦虑，来源于潜意识的本能，焦虑原因是担心本能冲动可能导致某种危险。

4. 神经症性焦虑又有 3 种表现形式，即游离型焦虑、恐怖症与惊恐反应（图 8-2-2）。

5. 关于焦虑产生的原因，各学派观点各有不同。

（1）精神分析学派认为，焦虑由潜意识之间的矛盾冲突引起。

（2）学习理论认为，焦虑源于条件反射性联系。

- 焦虑分类
  - 现实性焦虑（客观性焦虑）
  - 神经症性焦虑（神经过敏性焦虑）
    - 游离型：源于内心冲突
    - 恐怖症：强烈非理性
    - 惊恐反应：自主神经障碍
  - 道德性焦虑（内疚感）

图 8-2-2 焦虑的来源分类

（3）认知学派认为，焦虑由知觉、态度与信念冲突引起。

（4）人本主义学派认为，焦虑由到达自我实现时发生的思想冲突引起。

二、焦虑障碍的心理干预

歌诀

防治环节均体现，人格从小要健全。
情绪动机主内容，自控耐挫不畏难。
严重药物认知疗，源于内心分析先。

【注释】

1. 焦虑的心理干预，体现在防治的各个环节。

2. 应在社会各个方面大力开展心理健康工作，使每个人从小就具有健康心理。

3. 综合医院和精神专科医院应设立心理咨询门诊，把心理障碍消除在萌芽阶段。

4. 情绪与动机的自我控制是焦虑障碍心理健康教育的主要内容，要学会对抗紧张情绪，提高对挫折的耐受性。

5. 在现实生活中因遭遇挫折或困难而焦虑者，应根据实际情况提出适宜的解决方案后再处理心理问题。

6. 对严重焦虑或恐惧者，应适当应用抗焦虑药，症状减轻后再行认知心理疗法。

7. 对源于内心幻想或知觉的焦虑，用精神分析与分析性心理治疗较合适。后者是现代心理治疗最广泛应用的疗法之一，治疗焦虑障碍十分有效。

第三节　抑郁障碍

一、心理社会因素与抑郁

歌诀

多种形式与深度，情绪低落最突出。
核心征象心境差，病因涉及多因素。
生物心理社会说，身心各四应激误。

【注释】

1. 抑郁障碍是一种心境持久低落的状态，多伴焦虑、躯体不适感和睡眠障碍，是一种不易察觉的心理障碍。

2. 抑郁在精神与躯体方面有多种表现形式或不同深度的表现，轻则忧愁，重则严重痛苦甚至自杀，突出的表现为情绪低落，对生活失去兴趣，核心征象是心境不好，丧失愉快感。

3. 抑郁病因涉及生物、心理、社会因素多方面（表 8-3-1）。

4. 生物因素主要指遗传、生化异常、内分泌障碍，以及药物因素 4 个方面。遗传指家族史；生化异常指 5- 羟色胺不足与去甲肾上腺素功能减弱；内分泌障碍如甲状腺功能减退，肾上腺皮质功能减退、腺垂体功能减退，以及女性经前和闭经后的抑郁倾向；药物因素指应用利血平与氯丙嗪等的不良反应。

5. 心理因素亦归纳为 4 个方面：愤怒转向自身、习得性无助、认知曲解，以及人格特征、应对方式异常。

6. 社会因素指生活事件通过应激机制增加抑郁危险。

表 8-3-1 抑郁的生物、心理、社会因素

生物因素	心理因素	社会因素
①遗传（家族史）10%~15% ②生化异常：神经递质 5-羟色胺↓、去甲肾上腺素↓ ③内分泌障碍：甲状腺功能↓，肾上腺皮质功能↓，腺垂体功能↓，女性经前期与围绝经期 ④药物因素：利血平、氯丙嗪等的不良反应	①精神分析认为愤怒转向自身 ②学习理论认为由习得性无助引起 ③认知理论认为认知曲解是基础 ④人格特征、应对方式异常	应激理论：生活事件通过应激机制增加抑郁危险

二、抑郁的心理干预

歌诀

切忌不分症轻重，不做分析一概论。
严重用药电抽搐，支持认泄首中等。
单纯只需支持可，接纳督导复自尊。

【注释】

1. 对抑郁的心理干预要依据其程度而定，切忌不分症状轻重一概而论。

2. 严重抑郁障碍常导致自杀，应及时采取有效治疗措施，比如应用抗抑郁药多塞平、马普替林等，必要时采用电抽搐治疗，可获得较好的疗效。

3. 对中等程度的抑郁，一般首先采用心理支持治疗，并提供

基本安全感，最大限度地弥补患者的自尊与自信，同时端正认知，辅以心理疏泄。

4. 认知疗法对消除自杀意念特别有效，在弄清患者的绝望症结后，矫正认知曲解，可使其渡过自杀危机。

5. 由现实生活应激事件引起的自杀危机，可采用疏泄法、支持治疗等心理干预方法，帮助其渡过危机。

6. 对于单纯抑郁障碍，只需进行支持性心理治疗，就能取得较满意疗效。

7. 总之，对有自杀危机者，应耐心倾听其诉说，创造一个安全、接纳的环境，同时采取有效监督和防范措施，使患者尊重生命，恢复自尊，防止意外发生。

第四节　人格障碍

一、心理社会因素与人格障碍

歌诀

人格障碍称病态，四大特征难改变。
具体分为八大类，基础大脑有缺陷。
父母离异首原因，潜移默化是关键。

【注释】

1. 人格又称个性，指个体的心理特征的总和。人格障碍指从小开始并持续终身的显著偏离常态的人格，又称异常或变态人格、病态人格。

2. 人格障碍具有四大特征：①心理特点紊乱与不定；②把困

难归咎于自己命运不好或他人错误；③对任何人都没有责任感；④对人仇视、猜疑和偏颇。

3. WHO 将人格障碍分为八大类，即偏执型、分裂型、反社会型、冲动型、癔症型、强迫型、焦虑型、依赖型，其特点可概括为：偏执失败咎他人，孤僻冷淡分裂型，背离规范反社会，易怒暴发冲动型，癔症夸张暗示高，刻板多虑强迫型，持续紧张焦虑型，无助服从依赖型。

4. 人格障碍原因尚不完全清楚，一般认为是在大脑先天缺陷基础上，受心理社会因素影响而形成的。

5. 心理学家认为，父母离异或被父母抛弃是儿童产生人格障碍的首要原因。因为儿童得不到父爱与母爱，所以也就不可能与别人保持亲密关系，做不到将心比心。

6. 研究还表明，心理、社会与文化、环境潜移默化的影响，可能是儿童产生人格障碍的关键性因素。

二、人格障碍的心理干预

歌诀

首先营造好气氛，渐变性格是要领。
三步权威充分展，初期满灌暴露重。
集体治疗较有效，长期咨询且稳定。

【注释】

1. 人格障碍一旦形成，矫正难度很大。由于社会化问题是最关键和最重要因素，心理干预首先是重建他们的心理和社会环境，营造关心、爱护和不歧视的氛围。

2. 人格障碍必不可少，基本要领是在稳定心理状况前提下，慢慢寻找成熟途径，促进性格改变。

3. 人格障碍治疗“三部曲”是：①建立良好的医患关系；②帮助患者树立信心，说明人格可以改变的道理；③对反社会型人格者应采用特殊原则，要在特定场合管理训练，充分展示自己的权威和力度，使患者信服和听从指导意见。

4. 在心理干预的初期，要让患者看到不良人格造成的不利后果，实施满灌疗法、暴露疗法，从而增加患者接受治疗和进行自我改造的自觉性。

5. 集体心理治疗能创造一种较好的生活和学习环境，称为治疗性社会或治疗性团体，有利于控制和改善偏离行为，塑造正常人格。

6. 提供长期而稳定的咨询、服务和管理，如门诊咨询、日夜医院、急诊处理、工疗机构、监护实施，对人格障碍者大有裨益。

人格障碍的心理疗法小结见图 8-4-1。

- 人格障碍心理干预
  - 首先：营造氛围
  - 要领：渐变性格
  - 方法
    - “三部曲”
      - 沟通关系，获得信任
      - 渐识缺陷，启发认同
      - 特殊原则，显示权威
    - 集体心理疗法：治疗性团体或社区
    - 初期：满灌、暴露法
    - 长期：稳定的服务与管理
      - 门诊咨询
      - 日夜医院
      - 急诊处理
      - 工疗机构
      - 监护实施

图 8-4-1　人格障碍的心理疗法

第五节 性心理障碍

一、概述

歌诀

判别标准三准则，国际分类四包括。
指向偏好身份等，三种释义欲整合。
多因恋爱受挫折，刺激家庭文化溯。

【注释】

1. 性心理障碍又称性变态或性欲倒错，泛指在两性行为和心理方面明显偏离正常，从而影响、干扰和破坏了正常的性活动。

2. 判断心理和性行为是否正常，只能使用相对标准，具体包括 3 个准则：①现实社会性道德规范；②生物学特点；③对本人的影响。

3. 按 WHO《国际疾病分类》，性心理障碍包括性指向、性偏好、性身份与其他 4 个方面（图 8-5-1）。

4. 目前，对性的障碍心理学解释有以下 3 种。

（1）心理动力学理论认为源自儿童早期恋母情结的阉割焦虑和分离焦虑。

（2）行为主义认为是后天习得的行为模式。

（3）整合理论认为对性的认知、信念，对性问题的态度和行为方式，均有较重要的作用，该理论综合了现行的各种理论观点。

5. 性心理障碍与 4 种心理社会因素有关：①正常异性恋受挫；②遭遇重大负性生活事件打击；③儿童早期家庭环境不良；

④社会不良文化的影响。

- 性心理障碍
  - 性指向
    - 同性恋、恋童癖、恋物癖、恋兽癖、恋尸癖
  - 性偏好
    - 异装癖、摩擦癖、露阴癖、窥淫癖、性施虐癖、性受虐癖
  - 性身份——易性癖
  - 其他
    - 口淫癖
    - 恋污秽癖、恋尿癖、恋粪癖、恋灌肠癖
    - 乱伦
    - 电话淫语癖、淫书淫画癖

图 8-5-1　性心理障碍的国际分类

趣味理解法

3434（谐音三思三思）：3——性心理障碍判别三标准，4——性心理障碍国际四分类，3——心理学解释三理论，4——心理社会四因素。

性欲与食欲人之大欲焉，性欲与性爱不仅与个人幸福密切相关，而且事关婚姻、家庭乃至民族与社会，故应三思而后行。

二、常见性心理障碍及心理干预

歌诀

主要障碍有八种，恋物异装恋同性。
露阴窥淫摩擦癖，施虐受虐易性心。
厌恶疗法较有效，心理咨询持之恒。

【注释】

1. 性心理障碍主要有 8 种，即同性恋、恋物癖、异装癖、露阴癖、窥淫癖、摩擦癖、性施虐癖与性受虐癖，以及易性癖。

（1）同性恋最常见，可发生在各种年龄，男性多于女性，有主动与被动之别，目前倾向于不再将同性恋视为异常行为。

（2）恋物癖几乎全部发生于男性，指反复出现以身体的某部分或以使用的物品为满足的心理障碍，如内裤、头发、乳罩、手套等。

（3）异装癖多见于男性，这是一种反复而强烈的异性装扮的性渴求。

（4）露阴癖较多见且多见于男性，表现为在异性和陌生人面前暴露性器官。

（5）窥淫癖也多见于男性，以窥视异性裸体或性生活达到性兴奋的强烈欲望。

（6）摩擦癖仅见于男性，这是一种在拥挤场所，以生殖器摩擦异性躯体引起的以性兴奋为特征的心理障碍。

（7）性施虐癖与性受虐癖二者可单独存在，也可并存，前者多见于男性，后者多见于女性。

（8）易性癖的特点是持续存在改变自身性别的生理解剖特征，以达到转换性别的强烈愿望。

2. 性心理障碍的心理干预有 5 种方法（图 8-5-2），最主要的有 2 种，即厌恶疗法和性心理咨询。

（1）厌恶疗法是目前行为疗法的主体。原则上是使性心理障碍者暴露于引起性冲动的情况中，然后立即给予强大身心痛苦的刺激，多次反复可形成条件反射，从而使性冲动被彻底抑制，本疗法尤其适用于性指向障碍与性偏好障碍者。

（2）性心理咨询也是针对性心理障碍的重要手段，其范围广泛，除用于性心理障碍外，还可用于一般性问题、性功能障碍，以及性疾病等。

- 性心理障碍者
  - 精神分析法
  - 行为疗法
    - 厌恶疗法（最常用）
    - 系统脱敏
    - 性治疗（自然疗法）
  - 经验疗法——新心理疗法
    - 性心理咨询
    - 情绪疗法、想象疗法
  - 艺术疗法
    - 音乐疗法
    - 工娱疗法
  - 催眠疗法

图 8-5-2　性心理障碍的心理干预

第六节　不良生活方式和行为

一、酒瘾

歌诀

瘾即依赖可三分，心理生理耐受性。
成因遗传病心理，社交文化政法令。
心理干预主戒酒，厌恶自控与舆论。

【注释】

1. 不良生活方式和行为指酒瘾、烟瘾、药物依赖、贪食与厌食，以及网瘾等，成人以酒瘾最多见。酒瘾又称酒精依赖，包括心理依赖、生理依赖与耐受性 3 个方面：①心理依赖是由于长期饮酒对酒精产生了心理上的嗜好，经常渴望饮酒；②生理依赖即身体依赖，指长期大量饮酒后，一旦体内酒精浓度低于一定水平，就会产生不舒适反应，称为戒断症状；③耐受性指反复饮酒后，酒量会越来越大。

2. 产生酒瘾的原因目前还不十分清楚，已知的主要影响因素有生物遗传因素、病理心理因素、社会文化因素，以及政策法令等，其中心理和社会因素较为明显。社会因素包括饮酒嗜好、收入水平（高）、社会地位（高层次）、交际及重大生活事件多，如红白喜忧、婚丧嫁娶、亲朋来访等；心理因素如错误认知、模仿心理、交际需要、借酒浇愁、冷漠颓废、从众心理、意志薄弱、心理依赖等。

3. 酒瘾的心理干预主要是戒酒，多采用厌恶疗法、认知疗法、行为自我调节。特别要认识到酒瘾对自身、家庭及社会的影响：①急性酒精中毒可抑制延髓呼吸中枢甚至引起死亡，还可诱发急性胰腺炎；②慢性酒精中毒对神经系统、消化系统、生殖系统都有损害；③酒瘾还造成经济负担加重、家庭不和、发生车祸，以及干扰社会治安。

4. 社会舆论宣传也十分重要，要让人们普遍认识到酗酒的危害，做到自觉规范饮酒行为（图 8-6-1）。

- 心理戒酒
  - 行为治疗
    - 厌恶疗法
      - 药物厌恶：阿扑吗啡、琥珀胆碱
      - 想象厌恶
      - 电刺激厌恶
    - 行为自我调节
  - 认知疗法——认识酗酒危害性
  - 舆论宣传——自觉规范饮酒行为

图 8-6-1　戒酒的心理干预

趣味理解法

李白诗中有“借酒浇愁愁更愁，抽刀断水水更流”的句子，关于酒瘾的心理因素之一，就是借酒浇愁，其实是非徒无益，而又害之。

二、烟瘾

歌诀

烟草依赖两标准，危害胆碱能系统。
慢阻肺病与肺癌，溃疡肌胎血管心。
社会重视是关键，厌恶疗法辅药行。

【注释】

1. 烟瘾又称烟草依赖，诊断标准有以下 2 条。

（1）持续吸烟至少 1 个月。

（2）至少有下列一项：①郑重宣布停吸或少吸烟，但未获成功；②停止吸烟后引起停吸反应的戒断症状，如焦虑、躁动、全身不适、失眠等；③置严重疾病于不顾而继续吸烟。

2. 吸烟的危害主要来自烟草中所含尼古丁生物碱与 3,4- 苯并芘。其中尼古丁占全部生物碱的 90% 以上，主要作用于人的胆碱能神经系统，使人体各器官先兴奋后抑制，从而引起慢性阻塞性肺疾病（慢性支气管炎、肺气肿）、心血管疾病、消化性溃疡，以及肌震颤、肌麻痹等，孕妇吸烟还会影响胎儿发育；苯并芘主要引起肺癌的发生与发展。

3. 社会对吸烟问题的重视程度是对烟瘾干预的关键。广泛宣传吸烟的危害，端正吸烟者的认知，在公共场合规定禁烟，以及推广无烟办公室、无烟学校、无烟商店制度，都是心理行为干预的有效措施。

4. 烟瘾的心理干预多用厌恶疗法，必要时应用戒烟药物。

趣味理解法

社会上流传着一种误导性的说法：男人不喝酒，枉在世上走；饭后一支烟，赛过活神仙。对于酒，贵在少饮（少喝香，多喝伤）；对于烟，毫无疑问吸烟有害健康，长期吸烟可引起慢性气管炎、阻塞性肺气肿、肺癌、冠心病等疾病！

三、药物依赖

歌诀

药瘾雷同烟酒瘾，阿片大麻等七种。
康复回归三阶段，心理干预贯始终。
认知支持与矫正，树立自强自信心。

【注释】

1. 药物依赖又称药物成瘾，简称“药瘾”，这是一种强烈渴求并反复应用药物，以获得快感为特点的病理状态，类似于烟酒依赖，成瘾者的生理和心理主要有以下改变：①产生心理快感；②中枢神经系统产生生理、生化改变，即生理依赖；③个体产生耐受，必须加大剂量应用。

2. 常见的致依赖性药物有 7 种：阿片类、大麻类、可卡因类、苯丙胺类、镇静催眠药与抗焦虑药、致幻剂、有机溶剂（图 8-6-2）。

- 药物依赖
  - 麻醉药品
    - 阿片类，如吗啡、海洛因
    - 可卡因类
    - 大麻类
  - 精神药品
    - 镇静催眠药、抗焦虑药
      - 巴比妥类
      - 苯二氮䓬类
    - 中枢兴奋剂
      - 苯丙胺类
      - 亚甲二氧甲基苯丙胺
  - 其他
    - 致幻剂，如麦角二乙胺、氯胺酮
    - 烟酒
    - 有机溶剂

图 8-6-2　致依赖性药物分类

3. 药瘾的治疗与康复分为 3 个阶段，即脱毒、康复与回归社会，3 个阶段自始至终贯穿心理干预过程中。

4. 康复阶段的实质就是心理治疗阶段，这是取得成功的关键，具体采用认知疗法、支持疗法与行为矫正疗法。

5. 矫正药瘾难度较大，绝非一朝一夕，一蹴而就，应在解决患者对药瘾认识的同时给予感情上的支持，帮助其树立自强、自尊、自信、自重的意识，并及时矫正、巩固成果，最后回归社会，使“瘾君子”恢复为正常人。

四、贪食与厌食

歌诀

贪厌均有心理因，危害机体致疾病。
贪食节食体育劳，配合少量氟哌啶。
厌食认知与支持，行为暗示辅家庭。

【注释】

1. 贪食指食欲过旺或超量进食的行为，厌食是食欲缺失或进食显著减少的行为，若二者与心理因素相关，则分别称为神经性贪食与神经性厌食。前者与情感创伤、应激、自卑、家庭不睦有关，后者与苗条文化、新环境适应不良、被父母限制自由及父母过分关注有关。

2. 贪食易引起肥胖，给生活与工作带来诸多不便，而且还可引起一系列疾病，如高血压、高脂血症、糖尿病、冠心病、胆囊炎或胆石症等；厌食则主要引起营养不良、贫血、肿瘤、低血糖症、失眠等。

3. 对于贪食的心理干预方法有饮食行为疗法、劳动体育疗法、抑制食欲药物治疗，以及行为矫正辅以小剂量氟哌啶醇。

4. 对于厌食的心理干预方法包括认知疗法、支持疗法、行为疗法（操作条件反射法与系统脱敏法）、暗示疗法等，并辅以家庭治疗（表 8–6–1）。

表 8–6–1 贪食与厌食的心理干预

贪食	厌食
饮食行为疗法	饮食行为疗法
劳动体育疗法	心理支持疗法
认知疗法	认知疗法
行为矫正疗法	行为疗法（操作反射与系统脱敏）
行为调节药（氟哌啶醇、碳酸锂、氯米帕明、氟西汀等）	暗示疗法
心理分析疗法	家庭疗法

趣味理解法

1. 肥胖五联征——高血压、高脂血症、高血糖、冠心病、胆囊炎或胆石症。故不能贪食以免引起肥胖。

2. “苗条文化”既可产生对食欲的压抑从而产生神经性厌食，也可呈反转相，表现为暴饮暴食，因而有人认为神经性厌食与神经性贪食是同一疾病的两种不同表现形式。

3. 神经性贪食又称饕餮综合征。饕餮是古代传说中的一种猛兽，古代铜器上多刻它的头作为装饰。“饕餮”比喻贪吃的人，宋代苏东坡戏言：“盖聚天下美食，以养吾之老饕。”

五、因特网成瘾

歌诀

网瘾成因五理论，满足欲望激兴奋。
心理依赖“黏循环”，视觉反射内外因。
五症首字连电脑，疗以认行想脱敏。

【注释】

1. 因特网成瘾简称“网瘾”。美国学者乔丹·夏皮罗（Jordan Shapiro）最近提出了网瘾五大成因：①满足欲望，激起兴奋；②心理依赖；③黏液循环；④视觉性条件反射；⑤特殊人格特征。

2. 不少人通过电脑满足欲望、激起兴奋、释放压力、放松精神，不惜花费大量时间在网上交友、聊天、漫游、游戏，特别是学生群体。

3. 网瘾非生理依赖，而属心理依赖，如同迷恋戏曲、电视、赌博一样。

4. 网瘾与心理障碍有关，因有强迫症、抑郁障碍，于是个人上网与外界隔绝，形成“黏液循环”。

5. 电脑色彩缤纷，赏心悦目，易形成视觉性条件反射，而让人心驰神往。

6. 某些特殊人格类型易产生网瘾，如性格内向、意志薄弱、自控力差，无主见、随大流、易激惹、好争强，此类型人属于网瘾内因，如遭遇某些外因如学习压力大、失恋等则极易从网上求放松，寻求慰藉。

7. 网瘾者常有下列症状：①上网时间长（more），不能自控；②忽视其他（other）责任；③想少上网但做不到（unsuccessful）；④上网已明显（significant）影响工作、学习和交际；⑤不上网时，总想（excessive thoughts）上网；⑥无法抗拒上网的诱惑；⑦上网前感到紧张和激动，上网后得到享受。前 5 个症状的第一个字母相连，连成的单词 mouse，即鼠标。

8. 心理治疗有 4 种方法，即认知行为疗法、默想疗法、系统脱敏疗法，以及其他疗法（表 8-6-2）。

表 8-6-2　网瘾的心理干预

干预方法	内容
认知行为疗法	①让学生明确首要任务是学习 ②控制过分愿望，合理安排时间 ③了解四大危害：荒废学业、损害健康、浪费金钱、疏远亲友 ④反面典型教育，家长与教师相配合
默想疗法	稳定情绪，控制冲动 适用于抑郁障碍、强迫症
系统脱敏疗法	共商总计划，制定总目标，两月渐减少，辅以奖与惩
其他疗法	替代疗法，自我惩戒

第九章
临床心理

第一节　睡眠心理

一、正常睡眠与梦

歌诀

主动生心理过程，节律两相五期分。
睡眠时数差异大，剥夺“返回”错幻生。
梦因巨细胞放电，强烈刺激亦入梦。

【注释】

1. 睡眠是人类生命活动所必需的生理、心理过程，睡眠不是简单觉醒状态终结的被动过程，而是不同心理生理现象反复循环的主动过程，睡眠状态是反映心身健康的重要指标。

睡眠节律分为两个时相与 5 个时期（图 9-1-1）。

2. 正常人的睡眠周期是首先进入慢波睡眠（80~120 min），再转入快波睡眠（10~30 min），2 个睡眠时相交替循环，一夜经过 5~7 次的周期节律交替，直至觉醒。

- 睡眠节律（两相五期）
  - 慢波睡眠（80~120 min）
    - S1 期（入睡期）
    - S2 期（浅睡期）
    - S3 期（中度睡眠期）
    - S4 期（深睡期）
  - 快波睡眠
    - 快波睡眠期　10~30 min

图 9-1-1　正常睡眠的 2 个时相与 5 个时期

3. 人类对睡眠的需要时数差异较大，与年龄有很大的关系，婴儿平均 16 h，青年人平均 7 h，中老年所需时数进一步减少。此外，需要量还取决于习惯和机体状态等因素，有的人每天只睡 5 h 左右照样精力充沛，有的则需 10 h 左右才能保证白天的工作与学习效率。

4. 睡眠是人类的生理与心理需要。慢波睡眠有利于促进人体的生长发育和体力恢复，快波睡眠有利于精力的恢复。如果人体被剥夺睡眠 72 h 以上，就会出现错觉和幻觉等精神分裂表现，而且还会有补偿性“返回”现象，第一夜恢复的是慢波睡眠节律，第二夜才以快波睡眠为主。

5. 做梦是快波睡眠（又称异相睡眠、快动眼睡眠）的特征之一，而且与人的生理、心理需要有关。做梦过程于脑干巨细胞的放电开始，这种放电不仅导致眼球快速双相水平移动，而且也引起许多脑区的激活，包括感觉、运动功能与情绪活动区域，正是由于许多脑区的激活，才出现了各种变化多端，甚至稀奇古怪的梦境。

6. 睡眠期间体内外的某些强烈刺激，也可引起相应脑区的激活，从而使人进入梦乡。例如，在快波睡眠期，将冷水喷到睡眠者身上，那么他可能梦见自己遭遇倾盆大雨；如持香花置其鼻前，那么他可能梦见自己在万紫千红的花园中游览，心旷神怡，流连忘返。

趣味理解法

1. 梦来自何方？它是如何形成的？弗洛伊德认为，梦来自潜意识冲动并著有《梦的解析》一书；巴甫洛夫认为，梦是大脑皮层中孤立的兴奋点和一定的记忆痕迹相联造成的；莱格夫特认为，梦是想象力在睡眠时的一种活动形式，例如，有机化合物苯（C_6H_6）的化学结构大 π 键，正是克库勒在打盹时朦胧看到壁炉火花犹如金蛇狂舞时的灵感；而通常认为梦境是“日有所思，夜有所梦”。

2. 晚唐西凉节度使盖嘉运曾写过一首脍炙人口的伊州歌五言诗，内容是“打起黄莺儿，莫叫枝上啼，啼时惊妾梦，不得到辽西”。这是一首代闺中少妇思念征人丈夫之诗作，这里“惊”字用得好！因为做梦多在快波睡眠期，如剥夺快波节律，人会焦虑、冲动。

二、睡眠障碍

歌诀

睡眠障碍有两种，失眠觉醒障碍分。
前者三型原因三，药疗良习认松等。
后者梦呓魇睡行，疏导催眠安夜惊。

【注释】

1. 睡眠障碍在临床上十分常见，主要有失眠与睡眠觉醒障碍（图 9-1-2）。

2. 失眠有 3 种类型，即入睡困难型、保持睡眠困难型与早醒型。造成失眠的原因有 3 种，即心理社会因素、环境与外在因素、疾病和药物因素。

- 睡眠障碍
  - 失眠
    - 入睡困难型
    - 保持睡眠困难型
    - 早醒型
  - 睡眠觉醒障碍
    - 梦呓（说梦话）
    - 梦魇（睡眠焦虑发作）
    - 睡行症（夜游症、梦游症）
    - 夜惊

图 9-1-2　睡眠障碍的分型

（1）心理社会因素：过劳或紧张、急躁等，特别是个人的不良自我暗示。

（2）环境因素：异常噪声、光线过强、睡眠环境的改变、时差反应，以及入睡前饮用兴奋性饮料如咖啡、浓茶等。

（3）疾病和药物因素：疾病出现的疼痛、喘息、咳嗽等症状都能影响睡眠，应用兴奋剂或突然停用安眠药也会引起失眠。

3. 失眠的治疗除应用安慰剂或适量安眠药、养成良好入睡习惯外，还要进行心理治疗，如认知行为疗法、放松训练与生物反馈疗法。

4.睡眠觉醒障碍又有4种亚型，即梦呓、梦魇、睡行症与夜惊。

（1）梦呓又称说梦话，常出现在慢波睡眠时相。

（2）梦魇又称睡眠焦虑发作，发生在慢波睡眠时相，常与噩梦有关，常伴窒息感。

（3）睡行症又称夜游症、梦游症，多见于儿童，次日醒来对夜间所为毫无记忆。

（4）夜惊亦多见于儿童，发生于慢波睡眠期。

5. 上述 4 种睡眠觉醒障碍在排除器质病与精神障碍外，应实施心理治疗，常用心理疏泄法、放松训练法、催眠暗示法，必要时辅以适量的安眠药物。

睡眠障碍的心理疗法见表 9-1-1。

表 9-1-1 睡眠障碍的心理疗法

睡眠障碍分类	心理疗法
失眠	①行为疗法：睡前不饮酒、咖啡或浓茶，睡前不做使身心兴奋的脑力或体力活动，调节不安情绪，创造入睡环境 ②认知疗法：调整认知态度，清除不良暗示，保持愉快的情绪 ③放松训练 ④生物反馈疗法 ⑤行为调节药：应用安慰剂或适量安眠药
睡眠、觉醒障碍	①行为疗法：合理安排作息时间，避免过劳与紧张，控制睡眠环境 ②认知疗法：说明应激因素，实施心理疏泄，安定其情绪 ③放松训练法 ④催眠暗示法 ⑤行为调节药：应用地西泮等抗焦虑药

趣味理解法

科学睡眠要诀十句

不觅仙方觅睡方，

科学睡眠应提倡（注重时间与质量），

睡眠时间要充分（成人 7 h 左右），

方向正确心身爽（头北足南，与地球磁力线方向一致），

睡眠体位要舒适（右侧卧且卧如弓），

睡眠方法要得当（睡前喝一杯牛奶，用热水泡脚，想象小绵羊跳篱笆，按摩头、眼，枕头适中、被褥舒适），

时间睡眠效率高（睡着的时间与在床上时间比称时间睡眠效率，要提高此效率一是能迅速入睡，二是睡眠时间要充分），

心态平和胸襟广，
快波睡眠勿惊扰，
勿睡懒觉折寿阳（过犹不及，睡眠时间过长，反而使智力下降寿命缩短，增加心肌梗死与脑卒中概率）。

第二节　疼痛心理

一、心理社会因素对疼痛的影响（六因素）

歌诀

社会学习认知评，注意分散痛减轻。
情绪影响超药物，人格特征定耐敏。
暗示安慰能止痛，他如文化信仰等。

【注释】

1. 疼痛是临床上最常见的主诉之一，疼痛程度与机体损害程度未必一致，其原因在于心理社会因素的影响，主要的心理社会因素有社会学习、对处境的认知评价、注意力、情绪状态、人格特征及暗示等。社会学习主要指父母对子女损伤的态度。例如，儿童从小受到的疼痛警告过多，其成年后就易成为对疼痛敏感的人。对处境的认知评价不同，疼痛体验也不同。“二战”时比彻（Beecher）观察重伤员与同样伤势的平民，前者 1/3 诉说非常疼痛，后者则高达 4/5。

2. 注意力转向疼痛以外的事物，疼痛就会明显减轻。例如，士兵在激烈的战斗中负伤，并不感到疼痛和不适，但战斗一结束，疼痛就开始出现，甚至达到无法忍受的地步。

3. 人的情绪在痛觉中起重要作用。恐怖、愤怒是疼痛的强化剂，对疼痛的影响程度远大于药物；焦虑可引起痛阈降低，而兴奋、欢快会抑制疼痛，甚至使人没有疼痛反应。

4. 人格特征决定了一个人对疼痛是耐受还是敏感。自尊心强的人耐受疼痛；疑病症、抑郁障碍、癔症患者，以及易紧张、易焦虑者，对疼痛敏感。

5. 暗示指通过某些信息如语言、动作和药物对人的心理和行为产生影响。暗示对痛觉的影响较大，安慰剂能缓解患者手术后 35% 的疼痛；而仅让患者自我暗示不痛，其痛阈可上升 7%~20%。

6. 此外，文化背景、宗教信仰等因素也影响痛阈。例如，意大利人对疼痛最敏感，犹太人对疼痛最耐受。戊戌六君子之一的谭嗣同能达到“我自横刀向天笑”的境界，佛教徒削发为僧尼烧戒疤时，可忍受香烛灼烧的剧痛。

趣味理解法

关于分娩痛

认知心理学认为，认知有知晓、察觉、认知、设想、判断、感觉、推理、想象的内涵。正确而积极的认知可使疼痛减轻和缓解，错误而消极的认知促使疼痛的发生和加重。例如，对于分娩时的疼痛，如果认为“生产是女人的生死关头”，甚至轻信“人生人，吓死人”的传言会造成孕妇难产与分娩剧痛难忍；反之，如果认为分娩是一个瓜熟蒂落、水到渠成的过程，“十月怀胎，一朝分娩”，就会笑迎新生命，能达到无痛分娩，且有利于产后子宫顺利复旧并减少并发症。

二、慢性疼痛的心理干预

歌诀

慢痛常伴抑郁症，首先查明痛原因。
传统四类治疗法，心理干预有五种。
认知催眠反馈术，分散抗郁“接种训”。

【注释】

1. 疼痛最主要的类型是急性疼痛与慢性疼痛，慢性疼痛指痛感超过 3 个月或在创伤痊愈后疼痛仍持续存在，慢性疼痛更常伴发抑郁。

2. 对于慢性疼痛，首先要查明其原因。对于器质性病变引起的疼痛，干预的重点在于治疗躯体病，常采用药物、手术等治疗措施；而心因性疼痛需针对心理因素实施心理治疗。

3. 对于多种躯体与内脏疼痛，目前已有 4 种疗法，即镇痛药物治疗、射频消融镇痛术、电极植入大脑疼痛中心，以及外科手术切断神经纤维。

4. 心理社会因素引起的疼痛主要采取心理干预，其治疗方法不外乎心理学三大思潮，最常用方法有 5 种，即催眠术、冥想法、生物反馈术、行为调节药与认知行为疗法。其中前两种属于心理分析（精神分析法）；第 3、4 种属于行为疗法；第 5 种属于人本主义疗法（表 9–2–1）。

5. 认知行为疗法的主要内涵是认知重构、模仿、想象等。要向患者及其配偶讲授有关疼痛行为的正确观点及社会强化因素作用。此外，还要帮助患者进行有规律的放松训练以减轻焦虑，缓和肌紧张性疼痛。

6. 催眠状态是一种意识改变状态，在这种状态下患者易接受

表 9-2-1　常用于疼痛的心理疗法

疗法	内容
心理分析	催眠术、冥想法、暗示疗法
行为疗法	生物反馈术、行为调节药（抗焦虑药、抗抑郁药）、放松疗法、分散注意力、应激接种训练法、幽默疗法
人本主义疗法	认知行为疗法、家庭疗法、集体疗法、音乐疗法

暗示。而催眠术就是运用心理暗示等手段让被催眠者进入睡眠状态的一种心理暗示技巧。催眠术的积极成分包括放松、条件反射、暗示和认知重建。冥想实质上是放松疗法的另一种形式，又称沉思默想法。本疗法已存在若干世纪，它能消除交感神经功能亢进状态，降低血管阻力，减慢心率，促使内源性吗啡产生，尤宜于治疗慢性疼痛。

7. 生物反馈术实质是数字化的瑜伽、气功与坐禅，是一种主动放松训练。肌电、皮温反馈可分别用于肌紧张性疼痛、偏头痛等的治疗；分散注意力可减轻疼痛的程度，如无痛分娩；抗抑郁药主要用于慢性疼痛，另外药物本身还具有镇定作用；应激接种训练法可成功控制疼痛，其机制是控制或转移疼痛经验的 3 种成分：①放松和呼吸调节可控制疼痛感知成分；②想象可转移疼痛的情感成分；③自我训练可控制疼痛的认知成分。

趣味理解法

音乐镇痛处方笺

音乐具有良好的物理、生理、心理作用。优雅的音乐提高痛阈，犹如镇痛药，而激进的音乐分散注意力，同样可镇痛，美好的乐章还能增加体液中的脑啡肽，从而对人的异常情绪和行为产生积极影响。实施音乐疗法，要结合患者疼痛程度、部位、性质、时间、伴随症，还要结合患者的民族、职业、地域、乐感、文化程度、爱好情趣、欣赏水平来选择乐曲。一般来说，贝多芬的《月光曲》、海顿的《小夜曲》、德彪西的《月之光》、瓦格娜的《傍晚的星》和《森林的私语》，以及中国广东音乐的《彩云追月》《平湖秋月》对镇痛更有效。最后，一定要经常更换不同的曲子。

第三节 手术心理

一、术前焦虑的原因及影响因素

歌诀

入院一天程度糟，原因大体有五条。
影响因素关既往，年少女性文化高。
情绪不稳内向性，函数关系倒 U 效。

【注释】

1. 无论何种手术，对患者都是一种应激，手术前患者最常见的有手术焦虑、恐惧和睡眠障碍，其中入院前 24 h 内焦虑程度最高，表现为紧张不安、担心害怕、疲倦乏力，似乎有大祸临头的感觉。

2. 术前焦虑的原因大体分为 5 个方面：① 90% 以上的患者对手术和安全性缺乏了解，特别是对麻醉不了解；②对手术成功缺乏信心；③对手术医师缺乏信任，表现为反复打听手术医师的年龄、技术与经验；④ 30% 患者怕痛；⑤担心治疗费用过高，将来工作与学习、家庭关系受影响等。

3. 影响因素有：①既往是否有过心理创伤，有心理创伤者易焦虑；②年龄，年龄小者焦虑反应重；③性别，女性焦虑相对明显；④文化程度，文化程度高者顾虑较多；⑤人格特征，情绪不稳定、性格内向、不善言辞者易焦虑。

4. 术前焦虑与手术结果呈倒 U 形的函数关系（图 9-3-1），即术前焦虑水平过高或过低者，术后恢复慢、预后差；术前焦虑适中，术后结局最好，其原因是适度焦虑，心理上有正确认识与充分准备，能较好适应术中和术后的各种情况。

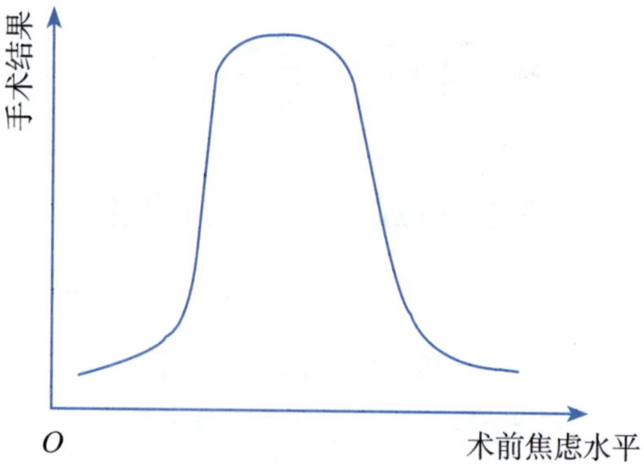

图 9-3-1　术前焦虑与手术结果

二、术前心理干预方法

歌诀

支持指导行控术，前者晤谈与评估。
信息支持环境良，后者焦虑六法护。
松弛分散示范法，暴露认知催眠助。

【注释】

1. 手术前对患者的心理干预包括一般心理支持和指导，以及行为控制 2 个方面。

2. 一般心理支持与指导：①晤谈与评估；②提供有关手术信息；③加强对患者的社会支持；④创造良好的手术室环境。

3. 常用的焦虑行为控制术：①情绪松弛训练法；②分散注意法；③示范法；④刺激暴露法；⑤认知行为疗法；⑥催眠暗示法。

4. 情绪松弛训练法是减轻术前焦虑和术中痛苦的简便且常用的方法。主要采用腹式呼吸放松与生物反馈法。腹式呼吸放松类似于治疗肺气肿的腹式呼吸体操，要领是：一手置胸前，一手置腹部，深吸气，缓呼气，每次 10~20 min，每天 2~3 次。

5. 分散注意法特别适用于短时间的医疗操作如注射、拔牙、分娩等。

6. 示范法指患者通过学习手术效果良好的患者经验，掌握战胜焦虑的方法，一般可采用看录像与现身说法的方式。在示范内容上有 3 种模式，即驾驭模式、真实焦虑模式与应对模式。现身说法方式更易调动患者克服术前焦虑的积极心态。

7. 刺激暴露法指通过一段时间反复暴露刺激环境，反复鼓励患者接触刺激环境，患者的焦虑恐惧感就会逐渐消退。

8. 认知行为疗法可帮助术前患者改变自己的认知偏差，其要点是：①使患者明白是对手术的特殊思考引起的焦虑反应；②辨认并改善自我暗示；③辨认和思考哪些想法可减轻紧张，继而加以肯定与强化；④想象在手术现场从容应对的情景。

9. 催眠暗示法也可用于手术患者以降低其心理应激程度，在实施过程中要用正性暗示语，以增加患者的安全感。

术前患者的心理干预方法见表 9-3-1。

表 9-3-1 术前患者的心理干预方法

方法	内容
一般心理支持和指导	晤谈与评估，提供信息，加强社会支持，创造良好环境
焦虑行为控制术	情绪松弛训练，分散注意，示范法，刺激暴露法，认知行为疗法，催眠暗示法

第四节 康复心理

一、康复过程的心理行为问题

歌诀

残疾认识常错误，否认失能识糊涂。
不良情绪有四种，焦虑抑郁依赖怒。
人格偏执强迫型，癔症冲动康复阻。

【注释】

1. 康复医学是有关促进患者与残疾人康复的一门医学学科，更具体地说，康复医学是为了康复的目的而应用有关功能障碍的诊断和评估、治疗和预防、训练和复健的一门医学学科。康复医学又称第四医学（基础医学为第一医学，临床医学为第二医学，预防医学为第三医学）。康复是综合、协调地应用各种措施，主要是为了减少残疾者身心及社会功能障碍，使其重返社会，达到最佳功能状态。残疾者必然引发一系列心理行为问题，如错误认知、不良情绪与不健全人格等。心理康复是运用系统的心理学理论与方法，从生物－心理－社会角度出发，对患者的损伤、残障和其他疾患问题进行心理干预，以提高患者的心理健康水平。心理康复对于帮助患者恢复身体功能、克服障碍，以健康的心理状态充分平等地参与社会生活具有十分重要的意义。

2. 残疾者常见的错误认知有否认、认同延迟、失能评价与不合理信念等：①否认，即拒绝承认现实，以及存侥幸心理；②认同延迟，指患者不愿参加康复治疗，回避认为是惩罚的各种活动，往往抱有宿命观、偏见、偏信；③失能评价，指由丧失机体的某些功能导致过分看轻、夸大或歪曲失能性质，常有抑郁、拒治、攻击，甚至自杀行为；④不合理信念，如社会文化背景差异导致的不良情绪和不适应行为，固执己见，继而影响其生活质量。

3. 残疾者常见的不良情绪有焦虑、抑郁、愤怒、过分依赖。过分依赖通常指躯体性、社会性与情绪性依赖，常导致康复过程缓慢。

4. 残疾者的不健全人格类型有偏执型、强迫型、癔症型与冲动型，这些不健全人格严重阻碍康复进程。

残疾者心理行为问题见表 9-4-1。

表 9-4-1　残疾者心理行为问题

问题	内容
错误认知	否认、认同延迟、失能评价、不合理信念
不良情绪	焦虑、抑郁、愤怒、过分依赖
不健全人格	偏执型、强迫型、癔症型、冲动型

二、社会因素在康复过程中的作用

歌诀

举足轻重是家庭，子女配偶父母亲。
工作单位多资助，动员社会全关心。
支持保障两系统，康复训练自信增。

【注释】

1. 社会因素在康复过程中具有双重作用，既可延缓康复过程，也可促进早日康复，心理医师应调动其积极作用。具体的社会因素包括家庭成员的态度、工作单位的态度、社会的态度等，其中家庭成员的态度有举足轻重的影响，父母、配偶、子女的态度对患者康复有决定性作用。

2. 工作单位的态度也影响患者康复。工作单位若视患者为累赘，对其缺乏同情与关心，尤其是不解决其经济上的困难，则患者难以顺利康复；反之，如果单位多资助患者，则可促进其康复。

社会的态度也十分重要，如果社会对残疾患者不闻不问，甚至嫌弃与嘲弄，则肯定不利于其康复，因此，应动员全社会关心帮助残疾人。

3. 社会的正确态度体现在建立和健全两大系统，即社会支持系统与社会保障系统。具体措施包括建立社会保险、福利和康复医疗机构，培养一批有素的康复医学家、心理学家、社会工作者，以及志愿者。

4. 对残疾人进行康复训练和职业训练，鼓励他们做一些力所能及的事情，提高其价值感和自信心。

三、常见康复心理行为问题的处理

歌诀

突然致残临危机，首要分散注意力。
心理疗法最可取，认知支持与暗示。
生物反馈“人本”药，脱敏锻炼要合理。

【注释】

1. 突然致残会使人产生严重焦虑，造成心理危机，表现为不知所措，不思饮食，睡眠障碍甚至意识模糊。

2. 心理危机的处理方法有 3 条：①分散患者注意力，鼓励患者进行一些简单的操作训练；②为患者制定易达到的目标；③医师应表现出镇定和信心。

3. 处理残疾人的心理行为问题，应采取综合心理疗法，包括认知疗法、支持疗法、暗示疗法、行为疗法、生物反馈疗法、人本主义疗法，以及应用行为调节药物（图 9-4-1）。其中，行为疗法又包括系统脱敏疗法、运动疗法与技能训练（后两者属于锻炼范畴）。

- 康复心理疗法
  - 认知疗法：纠正错误信念
  - 支持疗法
    - 一般支持与疏导
    - 社会和家庭支持
  - 暗示疗法
  - 行为疗法
    - 脱敏
    - 运动（中强度长期）
    - 社会技能训练
  - 生物反馈疗法（肌电皮温）
  - 人本主义疗法
    - 患者中心疗法
    - 格式塔疗法
    - （以上两者）发挥潜能
  - 应用行为调节药：抗焦虑药、抗抑郁药

图 9-4-1　常用康复心理疗法

4. 必须以人为本，利用积极的心理因素促使患者康复。

（1）培养患者积极的心理状态。通过心理和社会的支持、一定的指导措施，鼓励患者培养乐观、自信、顽强、自尊的心理状态，以促进机体的抗病能力和发挥器官肢体的代偿功能。

（2）动员心理的代偿功能。人类的心理活动功能有很大的潜力。当人们不幸丧失了某种心理功能，其他心理功能则会予以代偿。

（3）纠正错误认知活动，建立正确的求医行为。

（4）正确运用心理防御机制，帮助患者树立勇气，适应困境和寻求新的出路，应对人生的不幸遭遇。

（5）寻求心理辅导的帮助。心理咨询可以为患者排忧解难，使他们在困难和不幸中找到光明和希望。而心理治疗进一步指导患者消除特殊痛苦，并帮助其选择人生道路，坚定康复的信心和决心。

（6）防止医源性影响。医务人员和一切医疗设备本是为患者解除痛苦的，但如果某些医务人员的医德不佳、心理素质不良和业务水平不高，往往会加重患者的痛苦与不幸。要为康复创造良好的条件，就必须针对医务人员存在的上述问题，认真进行教育和培训，使医务人员能真正按心理规律办事，全心全意为患者服务。

（7）发展社会福利事业。全面考虑患者面临的不幸和困难，在学习、特殊训练、就业和婚恋等方面，使他们能得到全社会的关心和支持。

（8）运动锻炼是一种积极的康复手段。科学的运动锻炼程序可使人产生欣快的自我体验，能培养积极的情绪，从而消除焦虑、抑郁、愤怒等负性理念。当然，运动锻炼要合理，做到因人而异，因“病”制宜。

第五节　药物心理

一、药物的心理效应

歌诀

心理基于药效应，通过“心生”互作用。
有时甚至超生理，影响因素有五种。
医患关系与认知，个性药感体验等。

【注释】

1. 人们往往重视药物的生理或药理效应，而忽略药物的心理效应。其实患者用药后病情好转，与给药过程产生的积极心理效应也有很大关系，通过心理、生理互相作用，共同促进了疾病的好转。

2. 药物的心理效应有时甚至超过药物本身的生理效应，这就是所谓的安慰剂效应。安慰剂由中性物质制成，并无药理活性，却可以产生良好疗效。

3. 影响药物心理效应的主要因素有以下 5 种。

（1）医患关系良好，医师的权威作用可增强药效。

（2）患者的认知、偏爱，对医师和医院的信任与否也影响心理反应。

（3）患者的个性特征：具有暗示性高的个性特征者易产生药物心理效应，疑心重、顾虑多者心理效应差。

（4）药名、剂型、包装：药名好听、剂型鲜明、包装精美的药物对某些患者的疗效好。

（5）用药后的体验：患者用药时的心理状态、用药后的体验，以及患者对药物治疗依从性皆影响药物心理效应，心态差、体验差、依从性差者，疗效往往不好。

药物心理效应的影响因素见表 9-5-1。

表 9-5-1 药物心理效应的影响因素

影响因素	具体内容
医师	权威、言行举止、应用技巧、服务态度、医患关系
患者	认知、偏爱，对医师和医院的信任 个性特征（暗示性高低）、用药时的心态、医嘱顺从性、求治欲
药物	药名、剂型、包装 药品不良反应（患者用药后的体验）

二、安慰剂

歌诀

中性物质所组成，外形似药无活性。
患者三分之一效，心理效应诚则灵。
顽绝神经症可用，新药评价应估进。

【注释】

1. 安慰剂是由无药理活性的中性物质组成的，但外形似药的制剂，如用葡萄糖、蒸馏水制成的片剂、注射液等。

2. 临床上约 1/3 的患者使用安慰剂有效，如某些冠心病患者甚至癌症患者。

3. 安慰剂并非对每个人都有效，安慰剂效应出现在那些渴求治疗，并相信安慰剂有特殊疗效的人，这就是所谓的“诚则灵”。

4. 临床上某些患有顽症和绝症无良药可施治者，某些慢性病患者和神经症患者，使用安慰剂可能达到减轻症状甚至治愈疾病的目的。

5. 新药上市评价疗效时，应考虑药物的安慰剂效应，设立安慰剂对照组。因为即使镇痛药物吗啡，其镇痛效应也有 36% 是药名引起的心理效应。如果新药疗效与安慰剂疗效经统计学处理，疗效无显著性差异，这种新药的实用价值就不大了。

趣味理解法

1. 安慰剂（placebo）一词从 18 世纪开始使用，作为模仿药物的代名词，该词源于拉丁语“I will please”（我将满意），暗指《圣经》第 116 页第 9 行中“安慰在人的生命领域中占统治地位”（Placebo domino in regione vivorum）。安慰剂效应相当普遍，作用肯定，尤其对于功能性疾病，其镇痛有效率为 35.2%±2%。

2. 在两位医师处方完全一样的情况下，某患者对第一位医师不信任，服了他开的药无效，对第二位医师非常信任，服了他开的药，居然很快好转。

第六节　护理心理

一、护理心理的意义

歌诀

五大意义忒重要，整体护理模式好。
培养心理素质良，专业内涵丰富了。
职业素质获优化，护理质量平添高。

【注释】

护理心理是研究患者的心理活动规律及如何得到最佳的护理，其重要性体现在以下 5 个方面。

1. 护士通过了解心理 - 社会因素对疾病的影响及相互作用规律，能更好地进行整体性护理，从由以患者为中心的责任制护理模式逐步转变为以人的健康为中心的整体护理模式，能使护士工作锦上添花。

2. 有助于培养护士良好的心理素质，从而提升护患沟通能力，促进患者早日康复。临床上，对垂危患者的抢救，医嘱的执行，对患者情绪的变化、生活的照顾，并发症的预防，病情观察，健康教育等，都包含心理护理。

3. 护理心理学丰富了护理学科的专业内涵，促进了护理学的发展。

4. 优化了护士的职业素质，完善了护士的知识结构。

5. 满足患者需求，提高护理质量。

趣味理解法

重温莎士比亚名言：护士是一项多么重要的工作、多么崇高的理想、多么伟大的力量、多么优美的仪表、多么文雅的举动。在行为上她多么像一个天使！在智慧上她多么像一个天仙！

二、护士的心理品质

歌诀

良好品质列十条，热情真诚尤重要。
核心利他与助人，人格魅力敬业高。
理想崇高意志坚，临床实践有目标。

【注释】

1. 护士良好的心理品质可归纳为 10 条：①高尚的道德感和真挚的同情心；②敏锐的观察力；③准确的记忆力；④思维的独

立性；⑤注意力的灵活性；⑥积极而又稳定的情绪；⑦良好的性格；⑧美好的语言；⑨娴熟的技术；⑩良好的人际关系。其中，热情与真诚尤为重要。

2. 护士职业道德的核心是“利他”与“助人”。

3. 护士的人格特征是高效帮助患者的基础。敬业的护士应该具有爱心和同情心，坦诚、善良、人道、情趣高尚，并应具备上述十大良好的心理品质。

4. 护士优良的心理品质并非与生俱来，而是靠着崇高的理想和坚强的意志，并在临床实践的刻苦磨炼中发展和培养起来的。

三、患者心理与心理护理

歌诀

心理现象知情意，有的放矢施护理。
认知异常需调整，情绪失常共努力。
意志消沉过依赖，自护行为塑鼓励。

【注释】

1. 心理现象包括心理过程与心理特征，前者指患者的认知过程、情绪过程与意志过程，在患病期间皆呈动态变化。因此，了解和掌握患者的心理特点，有利于护士有的放矢地、科学有效地实施心理护理。

2. 患者常见的认知变化主要是主观感觉异常和敏感猜疑，护理应注意：①实施认知调整，处理好患者心中的芥蒂；②注意与患者交谈时，要大方自然，消除其猜疑；③保护患者的自尊心。

3. 情绪变化是多数患者最常见、最重要的心理改变，护患应共同努力，缓解患者的不良情绪，渡过难关。临床护理注意：①有效沟通；②给予患者心理支持和疏导；③调节患者的负性情绪与情感。

4. 患者意志活动最显著的变化是消沉颓唐，过度依赖，失去信心。护理干预应注意：①心理抚慰，鼓励患者从焦虑与忧伤中解脱，建立乐观的生活态度；②塑造自护行为，提高患者适应生活、适应社会的能力；③提高患者的应对能力，恢复其自信心，建立其积极的、成熟的适应方式。

5. 要运用社会认知的首因效应、近因效应与晕论（光环）效应，体现护理的人文关怀（以人为本）。尤其要注重首因效应的巨大影响！众所周知，首因效应包括 3 个方面：①日常生活中的第一印象或“先入为主”；②首次接触时，根据对方仪表、神态、言行、年龄等的综合评价；③外表特征（仪表）是第一印象形成的主要根据。

第十章 神经心理学

第一节 神经心理学的概念与分类

歌诀

心理行为脑量化，神经心理相交叉。
内容分为三领域，不同对象与方法。
研究任务四方面，突破进展鲁利亚。

【注释】

1. 神经心理学是研究和说明人的心理活动与大脑关系的心理学重要分支，也是心理学与神经学的交叉学科。它是近 40 年来在医学和心理学的领域内逐渐成熟起来的一门分支学科。神经心理学把脑当作心理活动的物质本体来研究脑和心理，或脑和行为的关系。它将人的感知、记忆、言语、思维、智力、行为和脑的功能结构之间建立了量的关系，用标志脑功能结构的解剖、生理、生化的术语来解释心理现象或行为。它综合神经解剖学、神经生理学、神经药理学、神经化学和实验心理学及临床心理学的研究成果，采用独特的研究方法，成为心理科学与神经科学融合的一门学科。

2. 1974 年，理查德·戴维森（Richard Davidson）将神经心理学的研究分为 3 个领域，即实验心理学、行为神经病学与临床神经心理学。这 3 个领域的研究都涉及脑和心理（行为）关系的问题，只不过它们的对象和方法不同罢了。

（1）实验神经心理学：研究脑的功能或脑与行为的基本原理。研究对象主要是动物，在精细的控制条件下偶尔也用人做实验。

（2）行为神经病学：行为神经病学则以研究脑损伤患者的脑为主要对象，研究方法主要是独特设计的神经心理测验，研究目的是利用各种测验对患者异常的心理活动或偏离正常的行为进行分析，以说明脑不同部位病变时出现的异常心理或行为。它与临床神经心理学的区别在于只对检测项目做“质”的分析而不对其行为做“量”的测定，即只强调行为的概念意义而不强调行为的效用意义。

（3）临床神经心理学：临床神经心理学的对象也和行为神经病学一样都是患者，但重点放在脑高级功能障碍患者的诊断、鉴定、判断预后和治疗上。研究方法有心理测验、神经心理成套测验、量表、脑电生理、脑功能成像等方法。研究目的是用这些测验来确诊或待诊脑损伤患者的智力、个性、感觉运动功能，以及对患者脑损伤部位（病灶的位置）及其心理、行为障碍进行量化的诊断、鉴别、预后和治疗，也可观察各种治疗的效果。

3. 神经心理学的研究对象是脑本身及脑与心理、行为的相关性。其 4 项研究任务包括人脑如何产生各种心理活动，人脑如何产生各种行为，人脑如何反映外界环境中的事物及社会现象，人的心理、行为和脑的生理、生化活动的关系。对此，就需要明确大脑两半球的具体功能。美国心理生物学家罗杰·斯佩里（Roger Sperry）的研究揭开大脑两半球秘密和功能分工，为人们了解人脑更高级功能提供了新观念，他于 1981 年获得诺贝尔生理学或医学奖。

简而言之，左半球负责抽象思维，右半球负责形象思维。大脑两半球是两套类型不同的信息加工系统，一方面高度专门化，另一方面相互补充、相辅相成、相互制约、相互协作，以实现人的高度完整和准确的行为（图 10-1-1）。

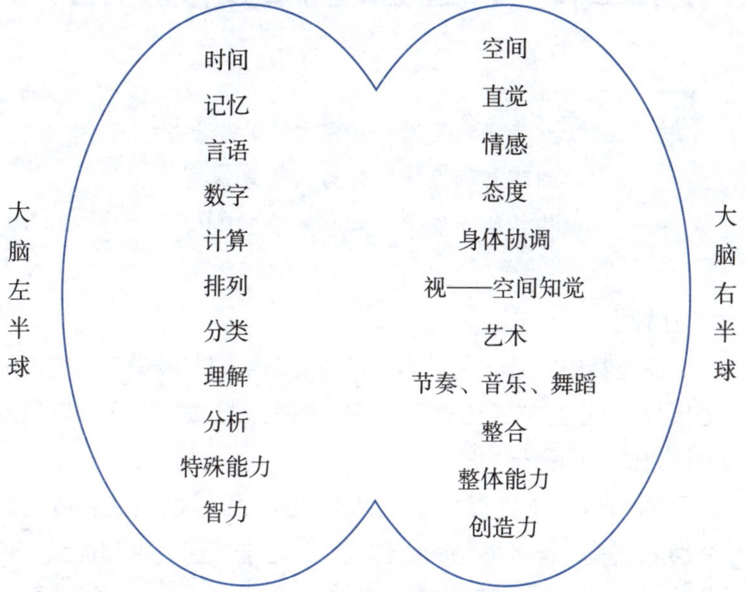

图 10-1-1　大脑两半球重要功能模式

斯佩里还提出了心理－大脑相互作用理论，解释了脑和精神心理的因果关系等问题，认为脑与精神心理是同一个连续层次中不可分割的部分。该理论受到了神经心理学家、哲学家及教育学家的推崇。

4. 苏联神经心理学家鲁利亚所提供的研究资料是行为神经病学最好的例子，神经心理学领域出现的突破性进展与他的贡献是分不开的。他总结了大量脑损伤病例，以脑的 3 个基本功能联合区的新范畴来探讨脑在人的各种心理活动过程中的功能组织原则，人的各种心理过程就是依赖这 3 个功能联合区的统一活动得以实现的（参见图 2-1-1）。

第二节　神经心理学的研究方法

歌诀

欲善其事利其器，研究方法具体七。
单细胞与损毁法，行为试验裂脑技。
脑伤结构功能像，成套测验 HRB。

【注释】

工欲善其事，必先利其器。神经心理学的发展是与研究方法的进展分不开的。半个多世纪以来，研究者陆续发明了一些技术和方法来研究脑和行为的关系。

具体的研究方法有 7 种，即单细胞记录、损毁法、行为试验、裂脑试验、神经损伤的结构成像、功能成像技术与神经心理学测验。

1. 单细胞记录。单细胞记录技术是运用微电极记录单个神经细胞的电生理技术，可以说是神经生物学上最重要的技术之一，但运用时也不太方便。

2. 损毁法。不适用于调查人类神经系统的功能，但可用于动物研究。

3. 行为试验。神经心理学也采用了行为试验收集数据，比较常用的技术手段有反应时技术、双耳分听技术和眼动记录技术。

（1）反应时技术：在设计反应时试验时，需要特别注意反应时和反应准确性的相互影响。一般来说，当一个人反应加快时，准确性也会降低；当准确性增强时，反应也可能慢一些。这就是速度－准确性权衡现象。因此，进行这类试验需要对指导语进行特别设计。

（2）双耳分听技术：即试验者要求被试者追随呈现于一侧耳朵的一条信息，与此同时向其另一侧耳朵呈现另一条信息。研究者通过比较被试者对追随信息和非追随信息的反应来判断信息加工过程。

这一技术被用来研究大脑两半球之间的功能差异，因为呈现至某侧耳朵的信息大部分被投射到了对侧大脑半球，即左耳信息主要投射至右半球，而右耳信息主要投射至左半球。在快速反应条件下，可以分析两半球的信息加工差异。

（3）眼动记录技术：当人阅读文章、看风景或者搜索东西时，会不断地眼动以使自己的注视点由一个位置变换到另一个位置，这个过程称为眼跳。发动一个眼跳需要一定的时间，这段时间就是眼跳的潜伏期。

眼动技术可记录多种指标，包括注视和凝视时间、眼跳时间和位置、回跳时间等，可用来研究阅读、视觉搜索和场景浏览等问题。

4. 裂脑技术。大脑两半球之间的信息传递主要是由胼胝体来完成的，通过切断胼胝体来阻断大脑两半球之间联络的技术就是裂脑技术。1961 年斯佩里设计了精巧和详尽的测验，在做割裂脑手术的患者恢复以后，对其进行了神经心理学的测定，获得了人左、右两半球功能分工的第一手资料，发现两半球功能的不对称性，右半球也有言语功能，从而更新了优势半球的概念。罗杰·斯佩里的研究，深入地揭示了人的言语、思维、意识与两个半球的关系，成绩卓著，获得了 1981 年诺贝尔生理学或医学奖。这种技术最后被神经外科医性应用于顽固性癫痫患者的心理测试。

5. 神经损伤的结构成像。大脑损伤可由血管屏障、肿瘤、退行性病变和脑外伤引起。医学界越来越依靠一些技术手段来帮助确定病变部位。在这些技术中，计算机体层扫描和磁共振成像是比较常见的。

（1）计算机体层扫描（computer tomogaraphy，CT）：CT 的空间分辨率为 0.5~1.0 cm。

（2）磁共振成像（magnetic resonance imaging，MRI）：MRI 图像要比 CT 图像清晰，特别是在显现大脑灰质和白质方面。MRI 的空间分辨率小于 1 mm。

6. 功能成像技术　近 10 年来，随着技术的发展，研究者开始探索运用健康人的大脑电活动或代谢活动水平来作为认知活动的指标。这一目标是通过功能成像技术实现的。

（1）事件相关电位：脑电图是通过在头皮表面记录大脑内部的电活动情况而获得的。这些脑电图片段叠加并平均后获得一个单一波形，通过这种技术可以从脑电图记录中获得事件相关电位。事件相关电位在评估一些认知活动的时间特点上有特别好的效果。这种技术目前已成为心理学领域的重要研究工具。

（2）正电子发射体层成像：正电子发射体层成像是根据对正电子的检测而获得有关大脑活动的信息的。研究者首先测量某一实验条件下和某一控制或基线条件下的大脑兴奋水平，然后，将实验条件和控制条件下的大脑兴奋水平相减。这一减法处理被认为可观察由纯实验条件所引起的大脑兴奋区域和水平。

（3）功能性磁共振成像：功能性磁共振成像也能用于测量大脑被激活区域的局部血流变化，能检测到大脑的功能性氧消耗变化情况。

7. 神经心理学测验。临床神经心理学是近年来迅速发展的一门新兴学科，已成为研究脑和行为关系的重要工具，它主要研究由脑损伤和脑器质性病变而产生的各种心理、行为障碍，如失语、智力减退等，在临床诊断、治疗康复、预后评价及能力鉴定方面都有广泛用途。为确定脑器质性损害及其呈现的各种功能障碍的部位、性质与程度，常用传统的神经病学检查方法，包括神经系统的体格检查、脑脊液的检查、脑电图、CT，以及脑血管造影，近年来发展起一套完全不同的检查方法，能基本达到上述检查同样的目的，其诊断符合率为75%~96%，这就是神经心理学成套测试法，常用的是由美国芝加哥大学霍尔斯特德（Halstead）创立后由其学生雷坦（Reitan）扩充和完善的H-R神经心理学成套测验。该测验采用操作行为方面的测验、数量化地测定患者的智力、感觉、运动技能、记忆能力、语言思维能力、反应速度等，从而可以对神经心理功能作较全面的评估。测验项目包括10个分测验：①范畴测验；②触觉操作测验；③手指敲击测验；④节律测验；⑤语言知觉测验；⑥连线测验；⑦感知觉测验；⑧握力测验；⑨失语甄别测验；⑩偏侧性优势检查。临床资料证明，神经心理测验可作为神经病学诊断的一个重要手段，此测验有成人、儿童和幼儿3种形式，但全套测验较为复杂，费时较长，推广有一定困难。

上述临床常用的心理测验中，①②属于心理过程测定；③④⑤属于人格测定；⑥⑦属于临床症状评估。H-R神经心理学成套测验每一分测验都有不同的“常模”划界分，即区分有无病理状态的临界分，根据划入病理范围的分测验数可计算出损伤指数，再根据损伤指数判断有无脑损伤。损伤指数等于划入异常的测验数与测验总数之比，例如，做了7项分测验，其中3项异常，则其损伤指数为3/7，即0.43。对损伤指数的解释如下：0~0.14为正常；0.15~0.29为边缘状态；0.30~0.43为轻度脑损伤；0.44~0.57为中度脑损伤；0.58以上为重度脑损伤。但需要说明的是，影响H-R神经心理学成套测验成绩的因素较复杂，单纯依靠测验成绩的损伤指数有时会出现误差，故常与其他测验联用，使脑功能评估更为全面，即可对左半球有无功能障碍、右半球有无功能障碍，以及有无弥慢性障碍做出综合分析与较准确的评估。

第三节 神经心理学技术在脑功能康复中的应用

一、脑功能康复

歌诀

康复取决再形成，具体通过三途径。
健区取代脑损区，基本结构重调动。
高层结构再动员，两个步骤计划定。

【注释】

1. 康复心理涵盖范围非常广泛，脑功能康复的理论和治疗是其中重要内容之一。1963 年鲁利亚从他数十年来对大脑损伤病例所做的脑与行为研究出发，论述了当某脑区受到损伤造成的某种脑功能障碍，其功能恢复取决于负责该项能力的大脑功能系统的再形成，而这种再形成是通过 3 种途径实现的。

2. 健康脑区取代病损区的功能是大脑功能系统的再形成途径之一。通过这种方式所发生的功能代偿，多半是由双侧脑半球来共同承担的那些功能。

3. 基本脑结构功能的动员也是大脑功能系统的再形成途径之一。不同的脑功能系统是由一些不同的结构单元组成。例如，口语表达这一功能系统，最基本的结构单元是包括执行语音表述的口部肌肉运动，直至由内部语言转化为外部的扩展性表述语言。如果病变涉及言语运动区，这时患者虽不能使用口部肌肉执行言语动作，但有可能驱唇做出“吹”的这一非言语运动的基本动作。这个事实就给我们提供了一条线索，那就是我们有可能通过康复技术，调动和转化“吹”这一基本运动结构功能，学会发出字母“p”的语言声音。

4. 高层脑结构功能的动员也是大脑功能系统的再形成途径之一。例如，大脑运动区病变的患者，不能按指令做手指扣击的动作，却能用手指比画出自己的年龄。扣击手指是一种较为初级的基本动作，而用指比画年龄是一种复杂的高级动作，这种情况就表明其有利用这种高级脑结构功能来重建受损的功能系统，以恢复手指扣击动作的潜能。

5. 脑康复计划的制定包括脑功能测定和康复程序安排 2 个步骤。

（1）脑功能测定：为了确诊患者大脑的哪些功能被破坏，除了对患者的认知能力本身的测定，还要对患者的情绪状态做出分析评定。患者的情绪状态对整个康复过程都产生极大影响。脑功能损伤患者出现的抑郁、对抗和灾难性反应等负性情绪者为数不少，它严重地阻碍着康复治疗的进行。因此，对这类病例的情绪障碍进行治疗是很必要的。

（2）康复程序安排：①对于行为、情绪和动机同时有障碍的患者，首先要注意情绪和动机问题的治疗。②脑功能的康复治疗要循序渐进。③应该将那些认为可能最先和最容易取得疗效的程序，作为先行安排的康复程序。这样有利于建立和巩固患者的治疗信心，调动其积极性。④不同的功能障碍，对患者有不同的影响，要根据各人的实际情况和可能性加以安排。

二、脑功能康复治疗技术

歌诀

运动障碍四措施，失语康复六条知。
四种手段忽视症，失用技能示范式。
遗忘采用方法五，失认“思障”明宗旨。

【注释】

不同的脑功能障碍都有各自不同的专门康复技术。但对具体患者来说，往往由于他们存在障碍的类型不同，障碍的轻重程度不同，所存留下的脑功能背景不同，所以对不同的患者只能根据其能力障碍的分析、保存能力的判定，选用某些合适的技术，制定因人而异的不同程序，才有可能进行有效的康复治疗。以下分别说明运动障碍的康复、失语症的康复、失认症的康复、忽视症的康复、失用症的康复、遗忘症的康复，以及思维障碍的康复。

1. 运动障碍的康复　运动障碍主要是指患者随意运动和不随意运动的障碍。这与患者锥体、锥体外系的病变有关，常见于各种脑血管疾病、癫痫等。主要表现为运动增多或运动减少，临床常见肌无力、共济失调、不自主运动与运动迟缓等症状。其康复技术有以下 4 种措施。

（1）生物反馈技术：其原理是将电极放置在受损伤肌肉的皮肤表面上，当运动时，肌肉收缩所产生的电活动传至肌电图仪，随着肌肉收缩和放松，产生了不同强度的肌电变化，可连续通过仪器测量和记录，并将它们转变为患者可以觉知的听觉和视觉信号，然后把这种信号反馈给患者，便可以促使他们调节某些可以利用的方式控制病肌的活动，以达到功能训练的目的。

（2）肢体运动精细控制的康复技术：生物反馈技术可用来促进恢复神经肌肉的运动，但运动精确性的控制、支配和恢复需要选用和设计另外一些技术和程序。例如，手臂的运动障碍，第一步，要求患者“动作模仿”，即施治者向患者演示一些动作，首先是单个简单动作，逐渐演示一些由多个动作联系起来的复杂动作，要求患者照作。第二步，可做图画临摹训练，从简单图形到复杂图形的临摹。开始时可以要求临摹的精确度，如果已达到预定要求，则可进一步要求作业的速率。这些精细运动作业，除包含手部的精细运动外，尚包含视觉的协同作用。如果患者有明显的视觉问题，那么在做运动障碍康复训练之初或同时，也应对视觉障碍加以矫治。

经过一段时间的康复治疗，在运动障碍获得基本恢复后，以恢复患者劳动能力为主的另一些康复措施和程序就要相随采用。康复训练的步骤如下：首先，患者在闭目状态下将肢体固定放置于某一特定位置，如令其做悬臂动作，逐渐训练延长固定的时间；其次，在闭目情况下将一侧肢体放置在某特定姿势，要求患者自动用另一侧肢体模仿出同样姿势；最后，按施治者的口语指令做出某些动作。

（3）精细运动康复技术：人们可以把很多精细的复杂运动分解为不同的单个简单动作。康复训练可以以简单的动作为基点，采取从易到难的渐进性训练方式。例如，手部的精细运动可用以下步骤进行训练：首先，按照施治口语指令执行一些简单动作，如依次运动手指（伸屈手指、对指运动等）、拧螺丝钉等；其次，重复训练某一动作直到做得熟练圆满，如套螺丝钉；再次，反复做不同动作的联合，如在一个带洞的木板上插入木桩；从次，用两手做简单运动，如对指运动、使剪刀、穿针等活动；最后，复杂的精细运动作业，如玩乐器、雕刻、绘画。总之，患者以前做过的感兴趣的作业都可选用作为治疗性作业。

（4）条件回避技术：利用一种电刺激，使麻痹肢体发生回避性反射活动，尽管产生这些活动时所调用的是那些较为基本的非自主的本能反射机制，但对提高患者治疗的动力和信心可起到良好的作用，所以在某些特殊情况下，适当采用这种技术可能会取得一定效果。

2. 失语症的康复　失语症是一种常见的言语障碍，是指由于神经中枢病损导致抽象信号思维障碍，而丧失口语、文字的表达和领悟能力的临床综合征。这种言语障碍大多源于大脑左侧半球的病变。偶尔也见有右半球病变出现失语的情况，且左利者中的这种情况较右利者为多。若右利者在右半球损伤后出现失语，则被称为交叉性失语。

失语症临床表现为运动性失语症（表达性失语症、口语性失语症、皮质运动性失语），感觉性失语症（感受性失语、韦尔尼克失语症），失读症，失写症和命名性失语症（记忆缺失性失语症）。

失语症是康复领域中研究和实践发展得最为广泛和深入的一个方面。对于这种言语障碍的康复治疗，临床上应用着各种各样的方法。

（1）重新学习法：这是传统的失语症治疗手段，至今仍是康复实践中常用的训练方法。其理论核心为脑的损伤致使患者永久性地丧失了某些语言知识，因而治疗的原则就是重新教会患者那些失掉了的语言知识。

（2）行为操作法：这种方法的理论依据是利用刺激 - 反应的模式对语言行为进行强化。在具体的实施中需要把语言行为分解为各个小的组成部分，且在训练中强化这些部分。

（3）刺激法：20 世纪 20 年代，费罗芒（Froment）和莫诺德（Monod）提出了一种生理心理学的治疗方法，旨在通过刺激直接或间接地诱发听觉语词形象。这种方法有 2 个基本原则，一是利用声觉刺激，二是重点完成从无意识反应到有意识控制的过渡。

（4）功能重组法：鲁利亚（Luria）在康复实践中提出了功能重组的概念。每种脑功能都有一个起点和终点，中间则有各种联结；这些中间的环节是可以改变的。正是这种可以改变的中间环节提供了脑的功能的可塑性。脑损伤破坏的部分尽管无法再生，但是通过未被破坏的部分所形成的新的环节，同样的功能仍旧可以实现。这种功能可塑性构成了失语症治疗的基础并由此发展出一系列具体的康复手段。

（5）功能促动法：通过调动直接或间接与言语有关的功能，从而促进言语本身功能的恢复。典型的有音韵法，即利用患者未被损害的音乐功能，把语词放入音韵的环境下进行康复训练。

（6）认知神经心理法：认知神经心理学研究的一个明显优点是可以具体地在信息加工的框图中对障碍进行功能定位，从而可以在康复实践中对症状进行针对性治疗。例如，根据深层失读患者的问题出在语音转换机制上，就可以通过对语音转换功能的训练而改善失读的症状。

3. 失认症的康复　失认症是知觉过程的障碍。患者丧失了通过某一感觉通路辨识某些事物的能力，但仍旧可以通过其他感觉通路实现对该事物的辨别。失认症有各种亚型，按其所涉及的感觉通道，可以分为视觉性、听觉性和触觉性等。视觉性失认症是目前研究得最多的知觉障碍。这种障碍又有几种不同的类别，包括物体失认症、人面失认症、同时性失认症等。目前，尚未见有针对失认症本身进行的有效的认知康复手段。在临床上，对失认症患者基本上是采用功能适应的康复方法，解决的是如何克服失认带来的后果，而不是失认症本身怎样康复的问题。应用的方法则多是行为疗法，目的是教会患者怎样利用未被损害的视觉、听觉和触觉信息来补偿在某一感觉通道上的认知缺陷。

4. 忽视症的康复　忽视症是由患者脑损伤导致对于空间事物

感知活动的一侧空间明显的忽略（一侧忽视症）。表现形式为偏侧空间忽视症、运动性忽视症与感觉对消症。

一侧忽视是一种常见的临床症状，多认为是视觉空间功能障碍的一种表现，也有将其划归于注意障碍的一种类型。患者在临摹图形时常常将一侧的内容（多为左侧）忽略，阅读时也仅读一边的内容，在平分线段时往往将中点定于中心的右侧。对于出现在左侧的物体和刺激，患者不予注意，眼睛和躯体的活动多投向右侧。一侧忽视症常见于大脑右半球的病变。

与失认症的临床康复实践比较，一侧忽视症更容易康复。可能是由于这种障碍的持久性和对日常生活的影响比较明显，人们对其临床康复也比较重视。目前已有一些具体的康复手段，主要有下述几种。①视觉扫描：训练患者对忽视侧的有意性的扫视；②肢体运动：病灶对侧肢体在忽视空间内的运动可以促进患者对该侧空间的注意；③自我意识：通过摄像的方法把患者的忽视症状呈现给患者，以期通过提高患者的自我意识水平来改善忽视的症状，但效果尚不明显；④右眼遮蔽：遮蔽左侧忽视症患者的右眼，可以提高患者对左侧物体的注意水平，其原因可能是右眼的遮蔽减弱了左上丘核团对右上丘核团的抑制作用。

5. 失用症的康复　失用症指的是惯常技能的运用障碍。患者不能完成曾经很熟练的技能，如打电话、刷牙、梳头等。这种技能的丧失不是由于肢体的瘫痪，与共济失调也无关。失用症的产生与大脑半球顶叶的损伤密切相关，一般认为是大脑皮质损伤造成的四肢运动障碍，甚至不能运动。失用症有几种不同的类型，包括意念运动性失用症和意念性失用症。它们都多见于左侧大脑半球的病变。结构性失用症是另一种形式的组织障碍，患者主要在对图形和物体的视觉空间结构的把握和操作上出现障碍，造成结构性失用症的病灶多见于大脑右侧半球的顶叶。

到目前为止，失用症方面的研究尚是一个薄弱的环节，对失用症的神经心理机制仍不清楚，因而在康复治疗方面基本上是针对失用的具体技能进行再学习的训练。

（1）意念性失用症，重点多放在训练患者对各个技能部分进行有机组合的能力。在训练中给患者提示连接各个技能成分的信号，要求患者完成系列性的组合，同时逐渐减弱或减少提示的信号，目的是最终使患者可以独立和自动完成连贯性的技能。

（2）意念运动性失用症，由于患者通常不能完成语言指令下的操作，在训练时多需采用示范的方式。如给患者演示怎样使用电话，怎样使用火柴等。在训练过程中逐渐用语言指令取代行为示范。常常有这种情况，患者不能自发地起动某种动作，如刷牙、梳头等，这时就需要治疗师的协作，如把牙刷放到患者的手上，并送到患者的口中。同时给出语言指令，目的是通过这种结合而使患者达到依靠语言指令来完成技能活动。

6. 遗忘症的康复　大脑半球的颞叶和边缘系统，特别是包含在其中的帕帕兹（Papez）环路，是记忆形成的主要结构。这些结构的损伤常常导致患者出现记忆障碍，即遗忘症。

记忆障碍的康复长期以来没有得到重视。一直到 20 世纪 70 年代，对遗忘症的康复研究才开展起来。到目前为止，对记忆自然康复过程的特点及其模式仍旧了解得不多。这方面的较系统的研究报告比较少见。目前对于遗忘症的康复，一般采用的有 5 种方法：想象辅助法、记忆层次操纵法、信号消退法、外部辅助法、组织材料法等。

7. 思维障碍的康复　所谓思维障碍，是指思维联想活动量和速度方面发生异常。思维障碍包括思维形式障碍和思维内容障碍。思维障碍的康复是一个新的领域。这方面的研究尚十分匮乏，目前主要有一般性的和特异性的 2 种康复训练手段。

（1）一般性的思维障碍康复方法：这类方法旨在通过训练促使患者掌握解决问题的一般原则。例如，有学者将问题解决过程分解为问题的提出、策略的准备、计划的执行，以及效果的评估等几个部分。患者则在这几个方面受到专门的训练。训练中尚要求患者采用集中、分散及转换的思维操作。

（2）特异性的思维障碍康复方法：这类方法是针对某种具体的计划行为而进行的训练。例如，针对患者不能自备餐食的问题，在训练中让患者掌握具体的准备餐食的步骤，包括确定要买的东西、交通工具的使用、需要的钱币、烹饪的方法等。

第十一章 心身疾病

第一节 概 述

一、定义与分类

歌诀

心身病有狭广义，心身障碍同义语。
主要分布内皮科，精髓融入临床医。
躯体疾病干心理，生活质量亦波及。

【注释】

1. 心身疾病简称心身病，有广义与狭义的不同。广义指心理社会因素在发病过程中起重要作用的躯体的器质性疾病和功能性障碍；狭义指心身病中的躯体器质性疾病，如七大经典心身病，即冠心病、原发性高血压、支气管哮喘、消化性溃疡、溃疡性结肠炎、甲状腺功能亢进症、类风湿关节炎。

2. 心身病又称心理生理疾病，心身障碍是心身病的同义语。

3. 人群心身病患病率为 10%~60%，主要分布在内科和皮肤科。内科疾病约占 30.8%，多为呼吸系统疾病、心血管疾病、神经系统疾病与内分泌系统疾病；皮肤病的比例约为 26.6%（图 11-1-1）。

精神障碍	神经症	器官神经症	心身病	伴有神经精神病	躯体病

图 11-1-1　心身病所处位置

4. 临床医学中的心身病概念一直有所变化，目前 WHO 将传统心身病分别归类为“神经症性、应激相关的及躯体形成障碍”，以及“伴有生理紊乱及躯体因素的行为综合征”，这说明心身病的“精髓”已融入临床医学中。

5. 心身病的研究注重“心 - 身”联系，但躯体病本身作为应激源同样能导致心理反应：①躯体病影响患者感知；②躯体病引起患者自我意识改变、情绪反应与理智反应；③心脑血管引起脑缺氧；④高钾引起意识障碍与知觉异常，高钙致淡漠、幻觉等。

6. 躯体病还影响患者的生活质量。

（1）原发性心理障碍：任何功能障碍都可干扰个体心理，如视听能力下降或瘫痪引起患者焦虑、抑郁、恐怖、绝望等心理后果。

（2）继发性社会后果：指病后社会关系改变对患者产生的影响，如患病后影响其工作与学习，还可能影响其与家人的关系。

二、发病机制

歌诀

机制包括三方面，器官脆弱源童年。
应急病发三途径，条件反射习得患。
目前综合各学派，未来电脑通路显。

【注释】

1. 心身病发病机制较复杂，主要包括三大理论，即心理动力学、心理生理学和行为学习心理学。

2. 心理动力学理论重视潜意识在心身病中的作用。潜意识通过自主神经系统功能活动改变，造成某些脆弱器官病变而致病，而潜意识主要是童年时代的心理冲动的潜抑，故称“器官脆弱源童年”。

3. 心理生理学理论主要用坎农应急反应与塞里应激反应说明发病机制（图 11-1-2），该理论认为神经系统、内分泌系统、免疫系统是心身病发病的三大中介途径，而在免疫方面，心理社会因素通过免疫系统与健康和疾病相联系，也涉及 3 条途径：①下丘脑 - 垂体 - 肾上腺轴；②通过自主神经系统的递质；③中枢神经系统与免疫系统的直接联系。

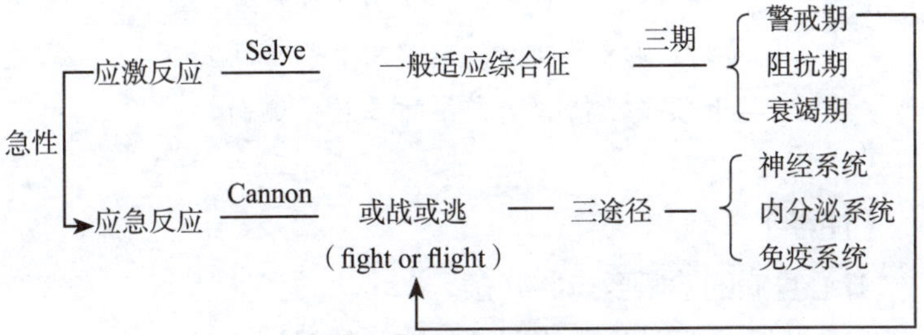

图 11-1-2　应激与应急的内在联系

4. 行为学习理论认为，某些社会环境刺激引发个体习得性心理和生理反应并使之固定，从而演变为症状与疾病。

5. 目前心身病机制研究倾向于综合三大理论机制，具体来说可概括为：①心理社会刺激传入大脑；②大脑皮质联合区的信息加工；③传出信息触发应激系统（图 11-1-3）。

6. 未来心身病研究将会有更大的发展，特别是心理神经免疫学和计算机图像处理与影像技术的发展与应用。届时，心理情绪与疾病通路细节将更加清楚。

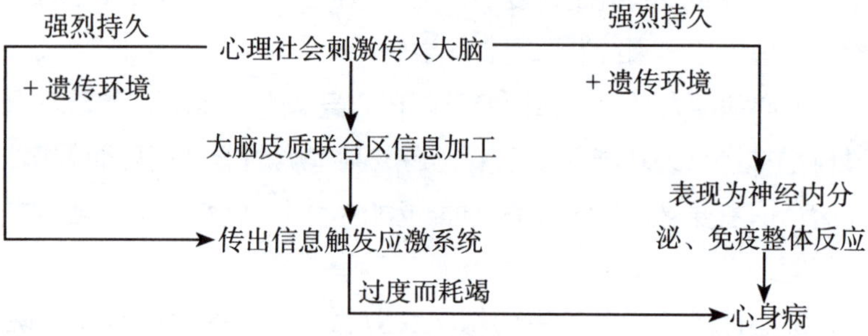

图 11-1-3　心身病综合发病机制

三、诊治原则

歌诀

诊断要点共有三，程序两步综析鉴。
治疗围绕三目标，心身同治侧重现。
干预手段精心选，早防多层多侧面。

【注释】

1. 心身病的诊断要点共 3 条。

（1）明确心理社会因素与躯体症状的时间关系。

（2）躯体症状有明确器质性病理改变。

（3）排除神经症或精神障碍。

2. 心身病诊断程序分两步，一是躯体诊断，二是心理诊断。前者同诊断学，后者包括 3 个方面，即病史采集、体格检查与心理行为检查。根据以上程序中收集的资料综合分析，结合心身病基本理论，对于患者是否患心身病，以及患何种心身病就能做出恰当的估计。

3. 对心身病的心理治疗主要围绕 3 个目标：①消除心理社会刺激因素（治标）；②消除心理学病因（治本）；③消除生物学症状（直接改变）。

4. 心身病应采取心、身结合的原则，对于具体患者，应各有侧重。

5. 心身病的心理干预手段，应根据不同层次、不同目的加以精心选择，或采用支持疗法，或采用松弛训练、认知疗法、生物反馈，或采用家庭治疗、森田疗法等。

6. 心身病的预防也应兼顾心身 2 个方面。因心理社会因素大多要经过相当长时间才会引起心身病，故预防应及早进行，具体预防措施包括：①及早通过心理指导健全人格；②有明确行为问题者，如表现为酗酒、缺少运动及 A 型行为等，要及时用心理行为技术矫正；③对生活和工作环境中有明显应激源者，要尽快调整；④对出现情绪危机者，应迅速给予心理疏导；⑤对具有心身病遗传倾向的患者（如高血压家族史），更应注意加强心理预防工作。总之，心身病心理社会方面的预防工作是多层次、多方面的。

第二节　内科常见心身疾病

前已述及，心身病指主要由心理因素导致的躯体疾病。人群心身病患病率超过 50%，主要分布在内科，约占 30.8%，多为心血管疾病、呼吸系统疾病、内分泌系统疾病与神经系统疾病。

一、冠心病

歌诀

六高一多易患因，又兼性格为A型。
焦虑抑郁心境糟，心理测量需评定。
心理治疗行为矫，医教患者针对性。

【注释】

1. 冠状动脉粥样硬化性心脏病简称“冠心病”，又称缺血性心脏病，它是现代社会的常见病、多发病，更是最常见的心身病之一。冠心病的病因和发病机制迄今尚未完全阐明，其中高血压、高血脂、高血糖、高血黏、高龄与高体重（肥胖）及吸烟被公认为七大危险因素。

2. 最新研究证明，心理社会因素在冠心病的病因中起重要作用，A型性格（行为类型）是冠心病发病的独立危险因素。A型性格或称A型人格，其行为特征表现为雄心勃勃、逞强好胜、事业心强、精力旺盛、富于竞争、急于求成、固执己见、容易激动。

3. 冠心病患者的心理反应主要是焦虑与抑郁，临床常用的心理测评量表有A型性格（行为类型）问卷、生活事件量表、焦虑自评量表、抑郁自评量表等。

4. 本病除药物治疗外，还要进行心理治疗、行为矫正。因冠心病较为明显的心理、社会因素，成为最重要的心身疾病之一，因此，在冠心病防治上，仅靠传统的药物治疗显然是不够的，还应该重视心理治疗，恢复患者的心理平衡，常用的心理治疗有9种方法。

（1）心理疏泄法：前面已谈到，如果人的基本需要得不到满足，又不能合理解决，就可能发生或加重冠心病等心身病，因此，应合理解决冠心病患者的心理冲突与心理矛盾，通常采用疏泄的方法使患者的消极情绪发泄出来，有利于达到调整心身平衡或治疗的目的。反之，如果加以阻抑，反而会造成更大的心理冲突。在治疗过程中要以亲切、同情的态度倾听患者叙述以往的精神创伤或生活挫折，通过倾听宣泄，可弄清患者的心理症结，这样就能针对性地给予开导、疏泄、转移，如果能导向升华方面，那就更好了。升华作用是心理防御机制的一种最积极的形式，能把冠心病患者的消极情绪导向比较崇高的、具有建设性的方面，因而有利于社会和患者本人。西汉太史令司马迁在《史记》里所列举的周文王、孔夫子、屈原、左丘明、孙膑、吕不韦等都是升华的典范。升华的具体途径很多，如写作、书法、绘画、音乐、科学研究、发明创造，都具有神奇的心理治疗功能，都能使人摆脱压抑、苦闷、孤独，获得精神上的慰藉、自由和解脱，特别是文学艺术，它能使人得到全人格的升华，得到整体上的心理解放。

（2）行为调整法：主要指改变 A 型性格，调整 A 型行为。A 型行为（包括 A_1 和 A_2 亚型）是冠心病患者面临的一个重要危险因素，它是一个需要调整的目标。A 型行为者应改变生活方式、抱负、爱好等，约束自己的行为、思维模式、态度和信念，要善于控制和调整自己的情绪与性格。例如，美国著名医师弗里德曼努力使自己转变 A 型性格，以后就再没有发生心绞痛。

（3）行为指导法：吸烟、过食、少动、超重等都是冠心病发生的危险因素与危险行为。早在 1948 年美国医学家就提出了著名的“个人心脏病倾向图景”。1982 年美国国家医学院医学研究所又提出以行为科学手段防治冠心病，告诫人们应改变生活方式，遵循“简单性原则”。简单性原则包括戒烟、减轻体重、控制饮食，尤其要少进高胆固醇食物。另外，要学会放松，还要坚持有规律地锻炼身体。大量事实证明，运动能增加高密度脂蛋白（保护性脂蛋白）；可提高心脏储备力、减少心肌耗氧量；运动还可产生所谓加温现象，即某些心绞痛患者初始的发作，可随运动持续进行而自行消失，再运动时不再发生心绞痛，这种后阶段出现的适应情形称加温现象或预习心绞痛，当然运动时要注意循序渐进、量力而行，适可而止，勿使体力负荷过重。这就是说，冠心病患者要自我掌握锻炼程度，为此需要了解各年龄组最大心率以便制定自己的目标心率，现将各年龄组目标心率参考表附列如下（表 11-2-1）。

表 11-2-1　各年龄组目标心率参考

年龄组 / 岁	最大心率 / 次 · min^{-1}	最大心率的百分数		
		70%	60%	50%
40~44	182	127	108	91
45~49	175	122	105	87
50~54	171	119	102	85
55~59	165	115	99	83
60~64	159	111	95	80
≥ 65	153	107	91	77

关于运动方式、时间、频度应根据个人平时心率的快慢，以及有无锻炼基础而定，可选择步行（包括散步、慢步、快步）、慢跑或走跑结合、骑自行车，或做医疗体操、游泳等，每次锻炼应保持在目标心率以内，每次锻炼 15~30 min，每周不少于 3 次。

美国心脏病协会第 61 届科学会议上报道，饮食和习惯的改变可逆转严重的冠状动脉粥样硬化而无须求助于药物和手术。要严格而长期地坚持低脂饮食，不吃肥肉与动物油，限制饮酒，尤其是烈性酒，可以多吃新鲜蔬菜、水果与谷类食物，可以多吃一些鱼，鱼的脂肪（鱼油）中富含长链聚不饱和脂肪酸，如二十碳五烯酸、二十二碳六烯酸，多食鱼可减少血中胆固醇、甘油三酯与 β－脂蛋白（低密度脂蛋白）的含量。鱼油也可通过抑制环氧合酶使花生四烯酸代谢为前列腺素，从而预防冠心病，特别是二十碳五烯酸，不仅与花生四烯酸竞争环氧合酶产生前列环素（prostacyclin，PGI_2）与前列腺素 I_3（PGI_3），而且还通过与脂氧合酶竞争，减少强力促炎物质白三烯的生成，这就不仅能防治冠心病，而且还可以避免某些炎症和免疫疾病的发生。

（4）自我训练法：本法是一种自我催眠法，也是系统脱敏法的一部分，自我训练法治疗冠心病有 3 个要领。①首先做标准 6 个暗示公式训练（见第五章第八节“松弛疗法”），主要是第一公式，双臂双腿重（重感公式）；第二公式，双臂双腿温暖（温感公式）。②第一、第二公式训练熟练以后再训练第三公式。心脏在静静地搏动，冠状动脉逐渐扩张（心脏调整公式）。③彩色心象默想练习。想象眼前浮现自己的彩色心脏及左右冠状动脉及其分支（前降支、回旋支、后降支、左心室后支），想象冠状动脉内径增加、侧支循环不断形成。

（5）生物反馈法：让冠心病患者看到高敏度生物反馈仪上显示的心电图、心音图、肌电图、皮电图、皮温、心率、血压、呼吸、脉搏等指标，再让患者尝试以各种方式放松，通常采用三线放松法，基本方法是把身体分成两侧、前面、后面 3 条线，第一线是头部两侧→颈部两侧→两肩→两上臂→两肘→两前臂→两腕→两手十指；第二线是面部→颈部→胸部→腹部→两大腿→两膝→两小腿伸侧→两足十趾；第三线是后脑部→后颈→背部→腰部→两大腿后面→两腘窝→两小腿屈侧→两足底。具体方法是自上而下地放松第一个部位，同时默念“松”字，然后注意下一个部位，再默念“松”字……以此类推。通过放松，患者就可学会某种方式以减轻症状，控制心率与血压，而心肌耗氧量等于收缩压与心率的乘积，由于血压下降，心率减慢，心肌耗氧量就会减少，通过这种方式，就能达到消除心绞痛，解除“心肌能源危机”的目的。

临床上应用皮温生物反馈治疗冠心病疗效较好，在采用三线放松法训练时，最初采用分段放松或整体放松，以及局部放松与逆行放松，或者采用舒尔茨自我训练六公式法。生物反馈法治疗冠心病的机制除上述降低心肌耗氧量外，还可降低心脏收缩期负荷和静息心率，从而使冠心病危险因素离散。据报道，静息心率与血压水平呈正相关，与致动脉硬化性血脂呈正相关，与高血糖、高纤维蛋白原血症呈正相关。上述多个危险因素发生于同一个体的倾向称为聚集性，合并危险因素越多即聚集性越强，则发生冠心病危险性越大。反馈结果使静息心率显著降低，离散了危险因素，从而达到防治冠心病的目的。此外，生物反馈法治疗冠心病的机制还有对抗应激，矫正 A 型行为。皮温反馈具有良好的抗应激作用，能有效矫正 A 型行为，从而降低冠心病的发病率与死亡率，并丰富冠心病的防治手段。笔者曾用皮温生物反馈并放松训练治疗冠心病 42 例获得了较好的疗效。42 例冠心病中，稳定型 26 例、自发性 6 例、混合性 4 例，另有顽固性冠心病 6 例，后者是指现有抗心绞痛药难以控制发作或积极治疗后暂时缓解，旋即复发的冠心病。稳定型、自发性、混合性心绞痛 36 例，根据 A 型性格简捷评定将患者分为 A 型性格组（简称 A 型组）24 例，非 A 型性格组（简称非 A 型组）12 例，两组进行对比，结果见表 11-2-2。

表 11-2-2　冠心病 A 型与非 A 型组疗效比较

行为类型	症状与体征		心电图		血脂		血压		血流变		显效	有效	无效
	阴	阳	阴	阳	阴	阳	阴	阳	阴	阳			
A 型（n=24）	20	4	19	5	17	7	21	3	15	9	12	8	4
非 A 型（n=12）	7	5	9	3	5	7	8	4	6	6	1	8	3
P 值	<0.05		>0.05		<0.05		<0.05		>0.05		<0.05		

表中阴性指正常，阳性指异常。共有29例患者抽减了用药剂量，半个月后每日只用1次抗心绞痛即能维持疗效，其中A型组20例；非A型组9例，A型组又有12例反馈一个月后暂时停用了药物，随访3个月，病情稳定。

另有顽固性冠心病患者6例，4例为A型性格，2例为非A型性格，男4例，女2例，除2例年龄为40岁外，余均在50岁以上，经半月个后反馈，4例有效且均为A型行为类型。

（6）行为调节药的应用：对冠心病的行为调节药物大体包括5类：①苯二氮䓬类，代表药物有地西泮、艾司唑仑、阿普唑仑、氯硝西泮等；②三环类抗抑郁剂，如阿米替林、多塞平、马普替林；③选择性5-HT再摄取抑制剂，如氟西汀、帕罗西汀、舍曲林；④混合制剂如氟哌酸吨美利曲辛，内含两种成分，一种为氟哌噻吨，另一种为美利曲辛；⑤其他类包括自主神经调整剂谷维素，以及一些安神类中草药。前已述及，行为调节药是心理治疗的一个重要组成部分，其中又以地西泮、谷维素最常用。地西泮是通过受体发挥作用的，通过与大脑边缘系统的海马和杏仁核的BZ受体结合，选择性地抑制边缘脑，从而安抚心灵，使情绪恢复正常。临床药理实验证明，地西泮可使室性期前收缩持续时间缩短、尿中儿茶酚胺浓度明显降低、血浆中游离脂肪酸减少，从而有利于冠心病的治疗。用放射性核素更能说明问题，应用氙-133（^{133}Xe）清除试验检查冠心病患者服用地西泮后的冠状动脉血流，发现比未用前增加73%。谷维素除调节自主神经效能外，还有防治冠状动脉硬化的作用，这是因为谷维素是阿魏酸与植物甾醇酯的混合物，前者具抗氧化作用，后者具有降血脂作用。应用谷维素后可抑制血栓素A_2（thromboxane A_2，TXA_2）形成，使前列腺素合成偏向PGI_2，而PGI_2具有扩张冠状动脉作用。另外，谷维素还可保护PGI_2合成酶。因此，谷维素可提高动脉壁PGI_2含量、降低血清脂质与血清过氧化脂质含量，使 PGI_2/TXA_2 比值恢复正常，有利于冠心病的防治。

（7）保健功疗法：我国的传统保健功疗法，属于广义的生物反馈，主要通过入静调息来疏通经络、调和气血，改善自主神经功能，改善冠状动脉循环。气功疗法一般由 3 部分组成，势子导引（生理锻炼）、意念导引（心理锻炼）、呼吸导引（内脏锻炼）。治疗冠心病的常用功法为吐纳导引功（包括山根纳气、拍击脏腑、自我胸部按摩功）、放松功、内养功等配合太极拳锻炼。

（8）音乐疗法

1）感受式音乐治疗：本法以欣赏音乐为主，是最为广泛应用的音乐疗法之一。主要是聆听中外舒缓轻松的曲目，如贝多芬的《欢乐颂》、门德尔松的《乘着那歌声的翅膀》，以及《梅花三弄》《春江花月夜》等乐曲。据观察，本疗法能使多数冠心病患者逐渐恢复正常，尤其是慢性冠状动脉供血不足、隐匿型冠心病患者。本法有助于矫正和改善冠心病患者的 A 型行为，提高疗效，提高患者的生活质量。本疗法还能使介入治疗及冠状动脉旁路移植术后的患者心率降低、血压下降，从而使其耗氧量减少。

2）音乐冥想法：本疗法与感受式音乐治疗不同之处在于聆听音乐的同时要主动参与音乐活动，要进行联想、回忆、幻想等心理活动，使患者进入一个神奇美好、妙不可言的境界，让当事人处于音乐营造的良好氛围之中，主要是聆听莫扎特音乐。

莫扎特是奥地利著名作曲家、小提琴家与钢琴家，是天降大任的音乐奇才。他的每一首作品，都富有缓冲应激、减轻压力、让人放松的功能，他的每一首乐曲都是良好的音乐治疗的素材。美国的唐·坎贝尔在他所著的《莫扎特效应》一书中，盛赞莫扎特作品纯真、优雅、精致、自信、成熟、乐观、风趣、爽朗，认为莫扎特音乐比任何其他音乐都更具有治疗功能。人们在聆听莫扎特优美动人的乐章时，遥想这位全方位音乐神童骄子的一生，定能引起思想上的共鸣与心灵的感动。因为是深思冥想，脑电可出现 θ 波与 δ 波，从而增强了心智的组织能力，对于冠心病患者来说，莫扎特音乐能起到良好的安慰剂的作用。安慰剂（placebo）在拉丁文中的意思是“我会愉快”，从而有效地疏泄了患者的焦虑、抑郁的情绪。

3）音乐想象法：本疗法又称音乐引导想象（guided imagery and music，GIM）。治疗师要引导冠心病患者进行彩色心象默想练习，想象眼前浮现自己的心脏及左右冠状动脉及其分支（前降支、回旋支、后降支、左心室后支）；想象冠状动脉内径增加，侧支循环不断形成，上述视觉图像在特别编制的背景音乐下产生，这些背景音乐包括“积极肯定音乐”“死与复活音乐”“分析抚慰音乐”“感情疏导音乐”“想象音乐”等模式。

4）辨证施乐法：冠心病相当于古人所谓“胸痹”、真心痛，本病的主要病机为心脉痹阻，病情总属本虚标实。虚为气虚、阴虚阳虚而心脉失养，以心气虚为常见；实为寒凝、气滞、痰浊、血瘀痹阻心脉，而以血瘀多见。根据辨证分型，选用节奏明快的乐曲，如《阳春白雪》《月儿高》，可以活血化瘀、振奋心阳；对阴虚体质与火型太阳之人（A 型性格），应多听水乐，因为水乐以羽调为基本调式，柔和舒缓，犹如水之波澜。羽声入肾，滋补肾精，尤宜于阴虚火旺、心火亢盛者，如《春江花月夜》《渔舟唱晚》等。

（9）书法疗法：书法移情易性、除烦制动、调节情绪、平衡心态。静坐仿写颜真卿的楷书百字，便觉情绪稳定，烦躁俱平，以静制动，可矫正 A 型性格；欣赏赵孟頫的字体，仿佛面对临风摇曳的柳条，情不自禁地摇摆起来，浑身肌肉都得到放松，也能改变 A 型性格与行为。

5. 针对本病不同的临床阶段、不同的临床表现与心理反应，对不同患者做出针对性的医学教育和指导。让患者牢记护心密码并身体力行：护心密码是 140—6542—0—286（654-2 是山莨菪碱注射液），说明如下：①收缩压＜ 140 mmHg；②空腹血糖＜ 6 mmol/L；③总胆固醇＜ 5 mmol/L；④低密度脂蛋白＜ 4 mmol/L；⑤甘油三酯＜ 2 mmol/L；⑥零吸烟即戒烟；⑦男性腰围＜ 2.8 尺（1 尺≈ 33.33cm），女性＜ 2.6 尺。

附：典型病例

患者王 ××，男，54 岁，太原某单位司机。主因发作性心前区憋痛 4 年，加重 3 个月于 1997 年 10 月 28 日非急症入院。

患者 1975 年就有高血压病史，间断服用硝苯地平、美托洛尔、复方降压片等，1993 年因心前区憋闷就诊于太原市第二人民医院，心电图提示心绞痛，间断舌含硝酸甘油、硝酸异山梨酯片，有一定疗效，1994 年在山西医学院第一医院行胆囊切除术，患者父母均患高血压。

查体血压 150/95 mmHg、心率 60 次 /min，双眼内眦近鼻根处有 0.5 cm×0.8 cm 囊状物，血液流变学检查：红细胞聚集指数 1.74，刚性指数 3.98，变性指数 0.78，空腹血糖 6.3 mmol/L；血脂系列总胆固醇 2.55 mmol/L，甘油三酯 7.26，低密度脂蛋白 5.75；Holter 全程 S-T 段下降超过 0.05 mV，T 波倒置；动态血压监测提示：PS_{max} 为 192 mmHg，在下午 5 点 19 分，PD_{max} 为 124 mmHg，在上午 9 点 49 分，患者 A 型性格评定高达 136 分，为典型的 A 型行为类型，入院诊断为冠心病，劳力性心绞痛，3 级原发性高血压、2 型糖尿病、黄色瘤（黄瘤病）、胆囊切除术后。给予非洛地平片、单硝酸异山梨酯片、辛伐他汀片等治疗，每日 9 时皮温反馈治疗 15 min，连续 15 天，这 15 天内，抽减药物方法如下：5 天后先停用非洛地平片，10 天后停用丽珠欣乐，15 天后停用舒降之。每天一次的皮温反馈再坚持 15 天，也就是说，再巩固一个疗程。此时，皮温保持值从 84.3 ℉（1 ℉ ≈33.8℃）

上升至94.5 ℉，到11月30日出院时，血压、血脂系列，血液流变学检查基本正常，心电图大致正常，唯血糖仍偏高，追踪3个月，病情平稳，心电图恢复正常，空腹血糖也恢复正常。

二、原发性高血压

歌诀

生活方式适应差，慢性应激压力大。
遗传敌意常窝火，紧张焦虑慢嗟呀。
饮食运动非药物，生物反馈“心疗”佳。

【注释】

1. 原发性高血压俗称高血压病，占总高血压患者的95％以上，它也是21世纪的高发病，是最早确认的心身病之一。其病因与病机迄今尚未阐明，目前认为是在一定遗传背景下多种后天环境因素作用所致。生活方式不合理，如高盐饮食、肥胖超重、缺少运动、吸烟酗酒和长期生活不规律等，均易引起高血压。

2. 应激性生活事件与高血压有关，心理应激时还可引起应激蛋白的表达，以及儿茶酚胺和皮质醇的过度分泌，从而导致血脂增高、动脉硬化、血压升高。长期慢性应激事件包括如人际关系紧张、社会地位和职业改变、家庭矛盾、经济窘迫、住房困难、噪声环境，以及工作压力，尤其是从事紧张度高的职业（司机、接线员）等。

3. 本病约60％的患者有高血压家族史，主要是显性遗传。

4. 心理素质是高血压是否发病的基础，多数高血压患者的性格是冲动－敌意型，都有典型的急躁易怒、愤怒被压抑、敌意情绪，以及孤僻易生闷气的特点，这是高血压患者最主要的心理因素，“窝火”不能外泄，于是进入自主神经“通道”而引起血压上升。

5. 本病患者心身反应的特点为易紧张、易焦虑、烦躁不安、多愁善感。

6. 本病的非药物治疗主要指心理疗法。心理治疗在原发性高血压治疗中起重要作用，因为说服患者改变长期而又根深蒂固的不良生活习惯是十分困难的，要求患者服从治疗，按时长期服药也是不容易做到的，何况长期使用抗高血压药物不良反应较多。心理治疗基本上是一种非药物疗法，能避免抗高血压药物引起的低血钾、高血脂等“水电”紊乱，以及头晕、晕厥、外周循环缺血、体位性低血压、肝功能受损与反跳现象等，在药源性疾病日益增多的今天，通过心理疗法治疗原发性高血压更值得大力提倡。常用的心理疗法如下。

（1）饮食疗法：合理调节饮食是原发性高血压行为疗法的主要内容之一，要贯彻低盐低脂、高钙高钾的原则，因为患者细胞膜钠泵功能低下，钙代谢也存在紊乱现象，细胞外液低钙，血清钙下降，而细胞内高钙。

专家建议氯化钠摄入量应减少到每日 5 g 左右，肥胖患者还应限制热卡，减轻体重的同时也能降压，平素应长期摄取富钙、富钾食物，如牛奶、黄豆、虾皮、香蕉、橘子、土豆等，饮水要喝硬水，勿饮软水。原发性高血压的饮食疗法可概括为：一袋牛奶，二低最好，三高三份，四句记牢，五百菜果，六两主食，七种颜色，八条戒律。

1）一袋牛奶：指天天喝一袋消毒牛奶。

2）二低最好：长期坚持低盐、低脂的摄食原则。

3）三高三份：三高是指高钙、高钾、高蛋白饮食，三份是指每日 3 份高蛋白饮食。

4）四句记牢：指牢记 4 句话，即饮食有粗有细、不甜不咸、七八成饱、少吃多餐。

5）五百菜果：指每日要吃 500 g 蔬菜与水果，其中蔬菜 400 g、水果 100 g。

6）六两主食：指每日进食碳水化合物 6 两，折合 300 g 糖。

7）七种颜色：七色是指红、橙、黄、绿、黑、蓝、紫。红是指红葡萄酒，黑指黑木耳等菌藻类食物，其余各色指具有各种缤纷色彩的蔬菜和水果。

8）八条戒律：指戒饭后一支烟，白酒不超过 25 ml，啤酒不超过 300 ml，戒暴饮暴食，总热量勿过高，避免出现肥胖与超重，限制蔗糖及含糖食物，戒滥用保健品与补品。

（2）运动疗法：运动是行为疗法的另一重要内容。运动疗法对临界高血压、WHO 1 级与部分 2 级高血压有效，有规律的等张运动效果最好，例如，滑雪、游泳、排球、体操运动。这些运动可减少心搏次数，减少血压波动，改善左心室功能、降低血浆肾素活性与醛固酮浓度，降低收缩压和舒张压。此外，太极拳也是治疗原发性高血压的一种运动疗法。

（3）催眠暗示疗法：催眠法对于治疗原发性高血压有良好疗效。当患者进入浅度催眠状态时，应不失时机地向患者暗示说："你的头不晕了，也不疼了，耳不鸣了，胸不憋了，心脏在缓慢地跳动，血管在舒张，血压在渐渐下降，即将恢复正常。"除直接暗示外，还可进行催眠后暗示，暗示患者催眠醒后血压仍会长期地维持在正常水平。

（4）松弛 - 默想疗法：本法也是治疗高血压病的一种很有前途的疗法，它简便易行，可作为 1 级原发性高血压的初选治疗，或作为 2、3 级原发性高血压的辅助疗法。该疗法已存在若干世纪，它是对抗应激的一种固有生理反应，可归纳为 4 个要素：反复的自我精神锻炼、默从的态度、放松的姿势，以及安静的环境。第一个要素是让注意力集中于一个恒定的精神刺激，如反复默念和轻声诵念一个词、一个单音、一句短语，或某种身体感觉上，如脉搏或肌肉紧张度；第二个要素是采取随从的态度，即不必担心锻炼情况的好坏，而是采取“随它去”的态度，这是最重要的一环；第三个要素是让肌肉处于尽可能放松的体位；第四个要素是选择一个极少受外界干扰的安静环境。具体来说该疗法可分为以下几个步骤。①静坐于一个舒适的位置；②闭上眼睛；③尽量放松所有的肌肉，从足开始，逐渐向上至头面部，保持肌肉高度放松；④通过鼻子呼吸，默念“一”，并想象吸进一，呼出一，循环往复，周而复始；⑤持续锻炼 20min，可睁眼核对一下时间，但勿用闹钟，结束时，先闭目静坐数分钟，然后再睁眼；⑥不要担心自己是否达到高度放松，保持一种若有若无的态度，让松弛自己到来，当思绪纷乱时应由它去，不要自我非难，继续复诵，每天锻炼 1~2 次，这种松弛反应是通过减弱对交感神经系统的刺激反应而发挥其控制高血压作用的。可使收缩压降低 9~27 mmHg、舒张压降低 4~16 mmHg。

（5）超觉静思法：又称超越冥想法，最近在欧美极为普及，分为3个阶段，所需时间非常短，只要3 min。第一阶段是静坐，通常采用椅坐法，即坐在椅子上，腰部稍下沉，两膝收拢，小腿尽可能垂直，双足掌紧贴地板；上身最重要的是保持脊柱挺直，颈部面向正前方，下颌稍内收，上肢从两肩沿体侧自然下垂，双肘稍弯曲，两手掌轻放在大腿的中央位置、手腕放松、手指并拢；第二阶段是调整呼吸，双目微合，进行腹式呼吸，每分钟做 5~6 次；第三阶段是真言阶段，首先把双手在体前正中央处搭在一起，右手在下，左手在上，右手拇指指甲顶在左手拇指指肚上部，然后默念：“血压下降，立即下降，定能恢复正常。”

（6）生物反馈法：本疗法不仅可作为 1 级高血压与临界高血压的首选疗法，也是 2、3 级高血压的重要辅助疗法。笔者曾用皮温反馈疗法并放松训练治疗高血压病 154 例，方法是将 154 例原发性高血压患者分为反馈组、对照组各62例及减（停）药组30例。反馈组男42例，女20例；年龄＜40岁12例，40~59岁32例，＞60岁18例；家族史阳性38例，阴性24例；1级22例，2级32例，3级8例；病程5~30年，平均15年。对照组与反馈组两组患者性别、年龄、家族史、临床类型、病程等经卡方检验无显著性差异，减（停）药组30例，男20例，女10例；年龄＜40岁6例，40~59岁16例，＞60岁8例；家族史阳性18例，阴性12例；抵抗性高血压13例，轻中度高血压17例，所谓抵抗性高血压是指经3~4种抗高血压药治疗至少1个月后，仍有2级以上高血压的患者，1~2级高血压包括临界高血压与纯收缩期高血压。反馈组、减药组应用皮温生物反馈治疗并放松训练，参照动态血压监测提示的血压高峰值进行高峰前反馈的时间治疗，结果在反馈治疗的92例中，73例不同程度地停用了抗高血压药，其中反馈组47例，减药组26例（9例停用了抗高血压药）。反馈组与对照组血压变化见表11-2-3与表11-2-4。

表11-2-3 反馈前后动态血压最大值变化（$X \pm s$，kPa）

组别	治疗前		治疗后		P值
	收缩压	舒张压	收缩压	舒张压	
反馈组（n=62）	23.44 ± 2.16	15.14 ± 1.46	17.28 ± 1.38	10.86 ± 1.14	＜0.01
对照组（n=62）	23.22 ± 1.86	15.06 ± 1.28	19.36 ± 1.32	12.62 ± 1.26	＜0.05

反馈组62例中，显效及有效47例，无效15例，总有效率75.8%；单纯高血压总有效率81.8%，合并冠心病12例，总有效率83.3%；合并高脂血症18例，总有效率77.8%，合并糖尿病10例，总有效率50%。抵抗性高血压13例，皮温反馈后9例患者的24 h平均血压恢复正常，即24 h动态血压均

值＜17.3/10.7 kPa（1 kPa=7.50 mmHg），其余4例无效。追踪3个月，总有效率66.70%。9例恢复正常血压者，其中5例动态血压曲线呈双峰形，3例呈单峰形，非杓型1例；2级高血压8例，3级1例，3级不如2级的疗效。4例无效，其中3男均有长期饮酒史，1女60岁以上，肾损害较重；其中1例为双峰型，其余为非杓型。17例1级和2级高血压均排除了白大衣（诊室）高血压，其中9例患者不服用任何抗高血压药，8例抗高血压药减半即能维持正常血压。

表11-2-4 反馈组与对照组血压变化比较（$X \pm s$，kPa）

时间	收缩压			舒张压		
	反馈组	对照组	P值	反馈组	对照组	P值
第1天	20.13 ± 1.33	20.46 ± 1.36	＞0.05	12.64 ± 0.65	12.87 ± 0.50	＞0.05
第5天	17.65 ± 1.31	18.26 ± 1.26	＞0.05	11.30 ± 0.88	11.14 ± 1.96	＞0.05
第10天	17.19 ± 1.35	17.87 ± 1.40	＜0.05	10.89 ± 1.03	11.16 ± 0.62	＜0.05
第15天	17.06 ± 1.35	17.87 ± 1.21	＜0.05	10.26 ± 1.03	11.03 ± 0.60	＜0.05
第20天	17.12 ± 1.32	18.64 ± 1.30	＜0.05	10.78 ± 0.96	11.100 ± 0.65	＜0.05
第30天	17.14 ± 1.34	18.62 ± 1.32	＜0.05	10.80 ± 1.02	11.12 ± 0.75	＜0.05
第2月	17.43 ± 1.42	18.21 ± 1.28	＜0.05	10.54 ± 0.83	11.05 ± 0.65	＜0.05
第3月	17.81 ± 1.45	18.68 ± 2.01	＜0.05	10.75 ± 1.04	11.44 ± 1.03	＜0.05

近年来的研究认为，高血压不仅是血流动力学异常的疾病，而且也是一种代谢性疾病，1988年提出了紊乱综合征这一概念，即高血压常伴高胰岛素血症、糖耐量降低、糖尿病、高脂血症、肥胖和冠心病。皮温反馈不仅能控制血压，更重要的是可以改善上述各种代谢紊乱，预防和逆转心、脑、肾器官的重塑，并可恢复正常的昼夜动态血压节律，总之，皮温生物反馈疗法前景广阔，是符合新医学模式的非药物疗法，它能增进人类心身健康，

提高生活质量，值得提倡与推广。

（7）保健功疗法：对早期高血压有明显疗效，对2级高血压也有较好效果，是举世瞩目很有前途的行为疗法。一般采用松静功或站功为主。保健功治疗高血压要求达到心静体松、体力尚好的患者采用站功更好，总之是因人制宜，辨证施功。

（8）音乐疗法

1）音乐处方法：音乐主要通过心理、生理、物理作用3条途径达到降压目的。音乐可以振奋精神、陶冶情操、净化灵魂、增强自信，可以改变高血压患者的压抑、敌意情绪，以及焦虑、孤僻状态，有利于改善个性，降低血压。一般选约翰·施特劳斯轻松的圆舞曲，如《蓝色的多瑙河》《春之声》《维也纳森林的故事》等。

《蓝色的多瑙河》的赏析参见前述，据报道，小提琴演奏一曲本曲，收缩压可下降10~15 mmHg，舒张压可下降6~8 mmHg。《春之声》是与《蓝色的多瑙河》齐名的经典之作，全曲由一个多次再现的主要主题贯穿首尾，并和其他5个主题组成，旋律华丽敏捷，犹如春风扑面，给人以明媚阳光般的朝气和活力，它使青春闪耀出灿烂光彩，是圆舞曲园地里一朵散发着馨香的永不凋谢的花朵。《维也纳森林的故事》是一幅郁郁葱葱、惟妙惟肖的“森林肖像画”，在这首乐曲中，可听到民间连德勒舞曲的音乐、民间乐器基塔琴的声音，还能听到小鸟的啼鸣，表现出乡间和平、宁静的气氛，俨然一幅以维也纳森林为背景的风俗性水彩画。

2）积极聆听法：原发性高血压患者需要聆赏印象音乐派创始人、法国作曲家德彪西的作品。如《大海》《牧神午后前奏曲》《水肿倒影》《长笛、中提琴、竖琴奏鸣曲》等。

德彪西的音乐使人们听到人的荡漾、光的闪烁，感觉到雾里看花，静听德彪西，会进入一种梦幻境界，在氤氲中产生许多遐思。这种印象音乐的朦胧美，能使脑电波从 β 波、γ 波一直再进入 δ 波。δ 波频率为 4~7 Hz，是高度放松后进入冥想或意识朦胧状态的脑波，可以改善人们的情绪与器官功能。高血压患者聆赏德彪西等印象派音乐，极易进入半醒半梦、通体舒泰状态，身心常能得到充分休息，有助于血压恢复正常。

3）七情相胜法：高血压相当于中医“风眩”，主要证型有肝阳上亢、痰湿内盛、肝肾阴虚、肾阳虚衰。对肝阳上亢的患者治以平肝潜阳，“潜阳”在音乐疗法中体现在选择凄美、悲切的乐曲，如《江河水》《二泉映月》《病中吟》《潇湘水云》《汉宫秋月》《双声恨》等，这些凄切感人的乐曲多为商调，取其悲胜怒、悲制怒之意，凄苦悲切的乐曲可缓解高血压患者的肝火旺盛；也可选择平和、舒缓的羽调音乐，如《彩云追月》《空山鸟语》，借以抑制肝火过亢。

《江河水》：乐曲的曲调凄切悲凉、如泣如诉，表现了旧社会劳动人民饱含血泪的声声控诉，具有浓郁的东北地方音乐特色。乐曲由引子和 3 个乐段组成，引子的旋律时断时续、时起时伏，描绘了压抑、凄苦和啜泣般的情绪；第一乐段速度缓慢，是悲痛欲绝的哭诉腔调；第二乐段在调式、调性变化的基础上，音乐进入神思恍惚的意境，第三乐段是第一乐段的再现，又使音乐回到思绪万千的悲痛之中，末句在余音袅袅的凄凉意境中结束。

《二泉映月》：本曲凄美、悲愤、傲骨铮铮，《二泉映月》由民间音乐家华彦钧（又名阿炳）作曲。全曲借无锡二泉映照月色美景，抒发了作者坎坷的人生。曲情十分凄美，结构采用双主题变奏。乐曲从一个感慨万千的短小引子开始，仿佛一声长叹，接着展现了两个刚柔对比的主题，如歌如泣的主题曲调循环变奏 5 次，陈述、开展、下伏、亢进、收束，交替表现悲愤交加的情绪。旋律委婉流畅、跌宕起伏、意境深沉，催人泪下，令人断肠，使人心碎，堪称中国的命运交响曲。《二泉映月》不仅是中国人民的音乐财富，也是世界人民的音乐财富。在中国民间音乐文化的历史积沉上，华彦钧以自己的沧桑岁月和天才的音乐创造能力赢得了世界声誉，他不愧是第一位走向世界的中国民间音乐家。

《病中吟》：本曲是我国现代著名民族音乐家、作曲家刘天华的代表作品之一，表现了忧郁、伤感、彷徨、苦闷的情绪，反映了旧社会知识分子的痛苦遭遇，具有强烈的感染力。

《潇湘水云》：本曲是南宋浙派古琴演奏家郭沔创作的。元兵南侵，南宋政权摇摇欲坠，作者移居衡山，在潇湘二水会合之地，眺望九嶷山为云水雾缭绕，感伤山河破碎、时局飘零，乃作此曲以抒怀。

《汉宫秋月》：本曲又名《三潭印月》，广东音乐之一，乐曲表现了古代宫女在寂静的秋夜满腔愁怨，感叹“年年花落无人见，空逐春泉出御沟”的悲惨命运。旋律流畅，速度缓慢，短促的休止和顿音，时断时续，如哽咽之音，哀婉幽怨的情绪感染人心。

《双声恨》：广东音乐之一，描写了牛郎织女的别绪怨情。乐曲以极缓的速度如诉如怨，描述了“千里明月千里恨，五更风雨五更愁”的悲恻离怨情绪。乐曲中还有一些特性音调多次出现，犹如悲叹声中倾诉衷肠。

《彩云追月》：《彩云追月》是 1935 年任光在上海百代公司任节目部主任时的作品，任光以越剧音乐为素材，借鉴西洋作曲技巧，采用典雅的探戈舞曲节奏，吸收江南丝竹音乐和轻音乐配器特点创作了本曲。这首乐曲主题形象鲜明优美，以“探戈”节拍为背景，以富有民族色彩的五声旋律为基调，以向上 4 度的自由模进，笛子二胡轮番演奏，弹拨乐器的轻巧节奏，描绘出浩瀚夜空的迷人景色，把人们带进了“皎洁明月动，彩云紧相随”的诗画般佳境。乐曲借鉴了奥地利约翰·施特劳斯常用的结构，即不带再现（没有再现）的 3 个段落：第一段主旋律上行五声律奠定了明朗而积极向上的情调；第二段缩小了音程跨度，旋律更加动人；第三段主题跨度进一步缩小，令人拍案叫绝。各段之间的过渡，如同散文诗徐徐展开，自然而流畅；各段主题旋律，如从心灵深处缓缓流出，纯真而优美。

这首旋律轻快、优美典雅的作品，曲靡乐坛数十年，激发了人们热爱祖国、热爱人民的情操、热爱生活的情趣，以及热爱科学、锐意进取的志趣。

《空山鸟语》：本曲系刘天华创作，生动描绘了山清水秀、鸟语花香的大自然景色，表达了作者对祖国大好河山的无限热爱之情。全曲由引子、5 个乐段与尾声组成，引子展示了晨光乍现、山林尽染、鸟儿被唤醒的情景；5 个乐段描绘出群鸟争鸣、生机勃勃的大自然景象；渐慢、渐弱的尾声更有一种空山幽谷、群鸟归林远去的意境。

4）即兴歌唱与演奏法：诗言志，歌咏心，乐态心态，一脉相承。治疗师可用多种方式与形式诱导高血压患者参与治疗性活动，可以是一对一的个别指导，也可采用集体心理剧；可以是被动接受，也可以是主动参与；可以引吭高歌，也可以演奏乐器；可以是教育式，也可是医学式；可以是督导培训方式，也可以是康复方式；可以是娱乐方式，吹拉弹唱，也可是与其他艺术相结合方式。最基本的方式，不外歌咏与参与演奏，包括独奏与合奏、民族乐器与西洋乐器。歌咏可排除心理障碍，演奏使人情志调和，二者均有助于恢复心理平衡，消除紧张焦虑，有助于人体内环境的稳定、生命征的平和、血压的恢复正常。

附：典型病例

患者卢 ××，男，59 岁，太原某中学教师。主因反复头晕、头痛 1 年，加重半个月于 1997 年 11 月 29 日非急症住入太原市某医院。

24 h 动态血压监测提示早 8 点 32 分为血压第一高峰，血压

191/116 mmHg，第二高峰在4点22分，血压179/109 mmHg；血脂系列检验：总胆固醇2.16 mmol/L、甘油三酯5.78 mmol/L、低密度脂蛋白4.3 mmol/L、高密度脂蛋白/甘油三酯0.18；心电图正常；血液流变学检查：血细胞比容49.7%、红细胞聚集指数1.85、红细胞变形指数血液流变学检查0.70、纤维蛋白原4.40 mmol/L，眼底检查二级，有动脉-静脉变叉压迫。

入院诊断为2级高血压，最初给予卡托普利片（第一代血管紧张素转换酶抑制剂）与硝苯地平片口服，每日2次，未见显效，遂调整治疗方案：每日清晨8时用皮温反馈仪治疗一次，每次15min，同时抽减早上用药，连续15天，半个月后改为自行放松，自我松弛，脱离仪器，同时停止晚上用药，也就是说，暂停服用抗高血压药。每日起床前做一次三线放松或舒尔兹自生训练六公式，每次10 min，长期坚持，皮温反馈维持值从90.1 ℉上升至96.4 ℉，血压降至140/90 mmHg以下，血脂系列除总胆固醇偏高外，余皆正常，“血流变”与动态血压监测也恢复正常，遂于12月30日出院，追踪3个月，病情稳定。

三、糖尿病

歌诀

遗传应激都有关，都市生活密切联。
人格行为不稳定，负性情绪需改善。
端正认知营养疗，健康教育首当先。

【注释】

1.糖尿病是由胰岛素分泌绝对或相对不足引起的以糖代谢紊乱为主、慢性高血糖为特征的全身性内分泌－代谢疾病，典型临床表现是多饮、多食、多尿，以及体重减轻。关于糖尿病的病因，至今尚未完全阐明，可能是复合、多源性的，既有生物学因素，也有心理社会因素。生物学因素包括遗传因素、病毒感染和多食肥胖、体力活动不足、“节约”基因与免疫异常，心理社会因素包括都市化程度、应激、生活与工作中的重大挫折和心理冲突，以及环境影响。

2. 英国心理学家罗宾·邓巴（Robin Dunbar）在 1936 年曾归纳出糖尿病患者的人格特点是性格不成熟、情绪不稳定、被动依赖性、做事优柔寡断，缺乏自信，多有抑郁倾向，常有不安全感，具有内倾型、不稳定型及掩饰型个性特征。

3. 目前国际上通用 WHO 糖尿病专家委员会提出的病因学分型标准，只分为 4 型，分别为 1 型糖尿病、2 型糖尿病，其他特殊型糖尿病，以及妊娠期糖尿病，基本类型为 1 型和 2 型。1 型和 2 型糖尿病对患者心理都有较大影响，尤其 1 型糖尿病。1 型糖尿病大都见于青少年，2 型多见于成年人。无论是 1 型还是 2 型，患有皆有负性情绪，应积极消除。心理治疗应该贯彻糖尿病治疗的全过程，心理治疗的主要目的是改善糖尿病患者的情绪反应、控制血糖与尿糖、努力使患者严格遵循医疗计划。

4. 具体的心理疗法有多种，其中健康教育为重中之重。

（1）健康教育：医生应成为患者的朋友、老师和顾问，首先应同患者有充分的交往，让患者倾诉自己的忧虑和痛苦，在此基础上进行疏导与健康教育。向患者说明糖尿病虽无特效疗法，但只要严格控制饮食，遵照医嘱按时服药，生活规律，戒烟戒酒，讲究个人卫生，预防各种感染，病情就会得到控制，从而使患者增强对康复的信心，消除疑虑与担忧，改变不良情绪，缓解由于心理压力引起的生长素、胰高血糖素、肾上腺皮质激素的大量分泌，从而有利于控制病情。

（2）认知疗法：本疗法是把认知心理学原理直接应用于心身病的一种心理疗法，它是通过改变人的认知过程，以及在这一过程中所产生的认识观念来改变不良的情绪和行为。认知疗法产生于 20 世纪 60 年代，创始人是纽约心理学家艾利斯（Ellis），又叫理智－情绪疗法。

认知疗法的核心理论是ABC 理论。A（activating）代表激发事件，B（belief）代表个体对这一事件的解释和评价，即信念,C(consequer）代表继事件后的个体情绪反应和行为后果。ABC 理论认为 A 只是 C 的间接原因，B 才是 C 的直接原因，要改变患者不合理的观念（B），就必须对其进行由浅入深、从现象到本质加以驳斥和辩论（debate，D），也就是向非理性挑战，使之转变为合理的观念从而产生治疗效果（effect，E）。

认知疗法的治疗过程一般分为 4 个阶段：心理诊断阶段、领悟阶段、修通阶段、再教育阶段。其中修通阶段最重要，医师要采用多种方法与技术，对糖尿病患者的非理性观念进行分析或指正，代之以合理的观念来调整控制患者的情绪和行为，从而使患者顿悟。5 个要点是：对糖尿病无知——多懂点，饮食摄取过多——少吃点，体力活动不足——勤动点，心理应激增多——放松点，必要的时候——药用点。

（3）行为疗法：本病的行为疗法主要指营养疗法与奖励惩罚法。

1）营养疗法：具体方案：①确定每日饮食总热量，以及蛋白质、糖、脂肪的摄入比例，合理分配每日三餐营养；②提倡食用粗粮、杂粮、豆类、块根类，提倡多食蔬菜，忌糖类制品，可食用低糖水果；③节食限盐，戒烟戒酒。

2）奖励惩罚法：糖尿病患者的病情容易波动，部分原因是患者不能严格按医嘱坚持营养疗法，因此，有必要采取一些行为疗法，和患者共同制定“行为协议”，并根据执行好坏给予奖惩。也可以指导患者记治疗日记，对行为进行自我监测，日记中应包括每天的饮食活动、用药及尿糖的变化，医师应不定期进行检查，根据执行医嘱情况给予鼓励、批评。奖励惩罚法的目的是使患者了解糖尿病的基本知识，学会正确使用便携血糖仪、学会测定尿糖、熟悉降糖药的注意事项，学会胰岛素注射技术。

（4）自我训练法：通过标准六公式的训练，可使自主神经系统的调节功能增强，有利于血糖恢复正常与尿糖阴转。

（5）生物反馈法：某些临床试验研究发现，人在焦虑时，胰岛素分泌减少、血糖升高，如遇紧张刺激，胰岛素分泌受抑，不仅引起空腹血糖水平升高，而且还影响血糖昼夜节律性变化，因此对紧张性刺激引起的糖尿病，可用肌电生物反馈疗法，采用三线放松法放松肌肉后，可使胰岛素分泌有所增加，耐糖能力有所改善。

（6）行为调节药物的使用：焦虑较突出时给予温和安定剂，忧郁较突出时给予抗抑郁剂。

（7）保健功疗法：糖尿病相当于中医“消渴症”范畴，治疗功法为内养功、放松功配合保健功与太极拳，每天做 2 次，早晚各 1 次，每次 30 min 左右。

（8）运动疗法：应进行有规律的合适运动，根据年龄、性别、体力、病情及有无并发症等不同条件，循序渐进和长期坚持。1 型糖尿病患者运动量不宜过大、持续时间不宜过长，运动宜在餐后进行，以避免运动后的低血糖反应。2 型糖尿病患者尤其是伴肥胖者，适当运动有利于减轻体重，提高胰岛素敏感性，改善血糖和脂代谢紊乱。流行病学资料显示，经对肥胖、饮食、吸烟等因素控制后，缺乏运动仍为糖尿病的独立危险因素，反之，运动可降低发生糖尿病的风险。中强度运动可使患糖尿病的风险降至缺乏运动者的 1/3，低强度运动将使糖尿病的患病风险降低 1/2。总之，运动有利于控制血糖，并降低糖化血红蛋白水平。相关研究还表明，运动可降低糖尿病患者骨骼肌血管基膜厚度，增加毛细血管的密度，增加局部血流量，增强胰岛素的作用，因此，运动疗法是治疗糖尿病的重要行为疗法之一。

（9）音乐处方法

1）比才的《斗牛士之歌》：本曲选自法国作曲家比才的歌剧《卡门》,《斗牛士之歌》是这部歌剧最闪光的一段音乐，其铿锵有力的节奏、号角似的大调性旋律，集中体现了斗牛士勇敢、坚毅、乐观、豪爽的性格，聆听之有助于改善糖尿病患者性格不成熟、情绪不稳定、优柔寡断、缺乏自信的心理障碍。

2）罗西尼的《威廉·退尔序曲》：本曲是意大利作曲家罗西尼1828年创作的一部歌剧戏曲，旋律优美、节奏活泼，富有英雄气概，在序曲的最后，乐队奏起了刚毅、坚强、象征胜利的进行曲。过程中糖尿病患者体会到的刚颜和坚强有助于其克服被动依赖性，以及抑郁不安全感。

3）圣—桑的《天鹅》：本曲是法国作曲家圣—桑于1886年创作，优美而舒展的旋律使人仿佛看到在碧波荡漾的湖面上，白天鹅缓缓浮游，端庄而典雅，雍容而华贵，这种放松音乐为2型糖尿病患者提供了全新而有效的治疗方法。

4）筝曲《渔舟唱晚》：旋律优美、节奏舒缓，听后使人心情愉快，如步入片片白帆、渔舟满载而归的情景中。

5）管弦乐《彩云追月》：描绘了浩瀚夜空迷人的景色，把人们带进了“皎洁明月动，彩云紧相随”的诗画般佳境，有助于矫治糖尿病患者“习得性失助”感觉与“失望——放弃情结”。

（10）积极心理疗法：第一阶段是观察和保持距离阶段。首先确定患者患糖尿病的病因与类型；第二阶段是调查阶段，要了解患者的生活事件、心理创伤与基本冲突；第三阶段是处境鼓励阶段，当代社会竞争激烈、节奏加快，对人们来说既是机会，又是挑战，因此对患者的不安全感与攻击性要一分为二，居安思危、朝干夕惕也是必要的，现代人应该有使命感、紧迫感、危机感，应该不断进取、与时俱进；第四阶段是言语表达阶段，医师要化解患者生活中的基本冲突，疏泄其心理创伤，肯定患者在理智与成就领域表现出来的原则性和准确性，因为可靠、信任、关爱、信仰、成就对患者有较大影响；第五阶段是扩大目标阶段，医师要帮助患者建立新生活的信条，不能仅从工作成就中寻找自我价值，需知不懂生活的人就不会工作，要扩大朋友圈，领略生活情趣，建立良好的婚姻关系，营造良好的家庭支持系统和社会支持系统，由此而带来的真正的心身健康，有助于血糖持续稳定在正常水平。

附：典型病例

患者李××，女，54岁，在职会计师。主因多饮、多食、多尿、消瘦5年于2009年9月18日非急诊就诊于医院门诊部。患者5年前因离异后情绪低落，加之适逢更年期，心情沮丧、烦躁易怒、闷闷不乐、多疑寂寞、水肿肥胖，遂开始出现头晕耳鸣、失眠多梦，日见消瘦，并伴三多症状，太原两家医院均拟诊为2型糖尿病，但服格列本脲与二甲双胍并无显效，患者母亲曾患糖尿病。

查体、心肺（－），Murphy征（±），双下肢可凹性水肿，双侧膝腱反射减弱，尿糖（＋），空腹血糖7.8 mmol/L，糖化血红蛋白9%，B超提示脂肪肝。

心理测量焦虑自评量表总分58分，抑郁自评量表总分60分，16PF提示患者性格不成熟、不稳定，被动、依赖、优柔寡断，缺乏安全感，A型行为简捷评定为类似A型行为倾向，门诊诊断为2型糖尿病、高脂血症、脂肪肝。

嘱患者口服第二代磺脲类的格列齐特与阿卡波糖，同时给予健康教育、认知行为治疗、运动疗法、自我训练法，3个月后病情基本稳定，又实施了生物反馈疗法、积极心理疗法、奖励惩罚法与音乐疗法，病情明显好转，尤其是重点对患者实施了关爱疗法，巩固了对血糖的控制。鉴于患者的“深情牵挂，良药难医”

状态，医师鼓励患者再婚，事实上此女士已有心仪之人，只是碍于子女的反对，下不了决心因而十分彷徨、苦闷，应该说，这与病情的反复有较大的关系。医师约谈了患者子女，初步做通了他们的工作，有情人终成眷属。自此，李女士这种爱疗迎来了人生的第二个青春！爱疗对糖尿病康复大有裨益，历时半年后血糖正常，尿糖（－），追踪观察半年，病情并无反复。

四、支气管哮喘

歌诀

四大病因与病机，心理因素居其一。
性格敏感依赖型，恐惧多疑和自卑。
门诊医教应系统，住院干预四阶梯。

【注释】

1. 支气管哮喘是由多种炎症细胞参与的气道高反应性、慢性炎症性疾病，临床特征为反复发作的喘息与呼气性呼吸困难伴哮鸣音。本病是全球最常见的慢性病之一。支气管哮喘的病因与发病机制尚未完全阐明，目前认为，过敏体质（家族遗传史占40%）、自主神经功能紊乱、感染因素与心理社会因素是4个主要因素，有学者统计，单独由心理因素促发的哮喘占15%，变态反应合并心理因素引起的占50%，感染因素与心理因素共同引起的占15%，4种因素都有的占5%。

2. 支气管哮喘大致可分为外源性与内源性两类，外源性属特异质，常于幼年发病；内源性于成年开始，具有迷走神经反应性增高、β 受体功能低下的倾向。心理测验提示患者的性格特征是敏感－依赖型：情绪不稳定，依赖性较强，敏感懦弱，被动内向。因此，心理治疗是非常必要的。

3. 本病患者的心理反应常常是恐惧、多疑和自卑，这又与哮喘发作形成恶性循环，从而成为顽疾。

4. 对于门诊患者，应进行系统的医教，使患者了解或掌握以下内容。

（1）相信通过长期、适当、充分的治疗，完全可以有效地控制哮喘发作。

（2）了解哮喘的诱因并设法避免它。

（3）简单了解哮喘的本质和发病机制。

（4）熟悉哮喘发作先兆及相应处理方法。

（5）记录哮喘日记。

（6）学会哮喘发作时进行简单紧急的自我处理方法。

（7）了解常用平喘药的用量、用法、作用与副作用。

（8）掌握正确的吸入技术。

（9）知道什么情况下看医师。

（10）与医师共同制定防止复发的方案。另外，还要注意改善人格，克服敏感－依赖性的个性弱点，纠正感情上的模棱两可，帮助患者适应社会环境，学会得体行为，改变应对方式，调整人际关系。

5. 对于住院患者，应进行完善的四阶梯心理干预。

（1）建立良好的医患关系。

（2）舒缓压力，解除应激。

（3）促进患者对心身相契的进一步理解。

（4）形成全新的认知行为模式。

6. 支气管哮喘有 14 种心理疗法。

（1）简易精神疗法：以接受、支持、保证为 3 项基本原则。

（2）行为指导法：主要指遵循全球性哮喘防治建议，学会得体的行为，改变应对方式，调整人际关系，还要注意避免疲乏、过劳与情绪激动，加强锻炼、增强体质，另外还要注意改善人格，克服敏感依赖性的个性弱点。

（3）集体心理治疗：建立哮喘之家，密切医患协作，使患者在集体中获得安全感，消除病理恐惧感。

（4）抗焦虑药、抗抑郁药物的应用，应及时使用地西泮与丙米嗪等。

（5）催眠暗示疗法：催眠术对支气管哮喘有肯定疗效，每周1次，疗程1年。

（6）自我训练法：除进行舒尔茨标准六公式训练外，更应着重练习呼吸调整公式。

（7）生物反馈法：主要用空气阻抗生物反馈法与呼吸音反馈法。前者是用振动法连续测定呼吸阻抗，并将阻抗值作为信息反馈回授给患者；后者通过减低呼吸声的方法、降低呼吸频率，减轻支气管收缩，两种方法都可改善肺功能，减轻气喘症状。

（8）改变环境法：环境改变能使患者摆脱不良条件反射及恶性循环，建立新的条件反射，另外也可以使患者脱离变应原以及降低对变应原的敏感性。

（9）解除心因疗法：欲求不满是某些哮喘的原因，这种情况称为心因性哮喘。对此需要通过谈话法，以及补充投射法测验、绘画测验与罗夏测验了解患病症结，以便清除心因，对一时不能满足的愿望要让患者使用成熟的心理防卫机制，如升华、利他、幽默等。

（10）系统脱敏法：先从少量变应原做起，逐渐过渡到大量变应原。

（11）精神分析法：应用心理分析，使患者充分认识到症状发生的心理矛盾的因果关系，揭示支气管哮喘是过分依恋母亲的器官语言，从而达到止喘的目的。

（12）保健功疗法：发作期用放松结合保健功治疗。

（13）超觉静思法：即闭目而思，要求患者端正姿势、调整呼吸、闭目安神、内视自己、控制感觉，进入万念皆空的境界。本法分 3 个阶段，即静坐、调息、真言，共需 3 min，是比瑜伽功更简化、更科学的方法。第三阶段即真言阶段，要默念关键词，哮喘患者要默念“定能好转，已经不喘”等字样，进行自我暗示，每日至少做 2 次。

（14）音乐疗法：包括歌唱疗法、吹弹疗法、音乐处方法、音乐想象法、辨证施乐法、音乐电针疗法、音乐冥想法。

1）歌唱疗法：歌唱疗法属于主动参与式音乐治疗，即引导患者直接引吭高歌，以期哮喘行为缓解乃至终止，其机制如下。①歌唱锻炼心肺功能。人体在平静呼吸时，吸入或呼出的气量为潮气量，约为 500 ml，而歌唱时每次呼吸量可增至数千毫升，这不仅增强了肺功能，锻炼了胸肌，而且促进了血液循环，心功能也得以增强。②歌唱能与呼吸频率产生共鸣与共振，从而改善呼吸功能。人体由许多有规律的振动系统组成，如心脏的搏动、肺部的张弛、胃肠蠕动、脑电波运动，以及自主神经活动，这些振动系统都有其节奏和频率，唱歌能与身体的节律共鸣从而起到细胞按摩作用，这就使体内各器官功能包括肺功能得到改善，从而有利于哮喘的治疗。③唱歌有利于加强膈肌活动，有助于锻炼腹式呼吸。膈肌是人类主要的呼吸肌，唱歌促使膈肌上下移动，有利于锻炼主要的呼吸肌，从而有助于增加肺活量，改善肺功能。④歌唱是通往潜意识的捷径。弗洛伊德用言语疗法让患者自由联想，使患者呈现潜意识，歌唱使语言更动听，更易使人产生自由联想，可作为投射载体转移对象，作为情绪的容器与支持环境，更可以承载移情和反移情，因此，歌唱疗法是把潜意识的感情提高到意识层面上的有效途径。

具体的方法是：①首先活动四肢，然后加入发音练习与歌唱，练习能给人一种抚慰，使人变得平静。②自由联想歌唱。嘱患者放开嗓子，高唱数曲自己平素喜爱的歌曲。③体裁多采用格里高利圣咏一类。格里高利圣咏是中世纪以来欧洲天主教会仪典所用代表性圣咏，由罗马格里高利一世主持编选并颁布实施，以单声部、拉丁文歌唱，歌词出自《圣经·旧约诗篇》，其在欧洲音乐史上具有重要意义。唱诗后可以十分有效地平静心身，仿佛脱胎换骨一般。④对于儿童来说，在唱喜爱的儿歌或教授患儿唱歌时，要求唱到最后一个章节延长 10 s 以上，经过一段时间的练习，哮喘患儿慢慢会学会腹式呼吸，最终使呼吸变得顺畅，哮喘得以减轻。

2）吹弹疗法：是一种运用特定的乐器吹奏的治疗方法，目前用笛子与喇叭治疗支气管哮喘已获成功。捷克治疗家首创笛疗。位于布拉格的一家医疗中心组织哮喘患儿每天定时吹奏笛子，起到了防治哮喘的疗效。我国笛子演奏家孔建华已编写了 30 多首用于笛疗的教材，用于治疗支气管哮喘患儿，经 2 个月的疗程，患儿病情可明显好转。这是因为吹奏笛子时肺部明显扩张，增加了肺活量，改善了肺功能。日本神奈川县医院儿童医疗中心通过教授哮喘患儿吹奏小喇叭，增强患儿肺功能，缓解其病情。

3）音乐处方法：现代研究表明，节奏平衡、速度徐缓的音乐可使支气管平滑肌松弛。在出现哮喘前驱症即黏膜过敏先兆时，例如，鼻痒、眼痒、喷嚏、流涕、流泪、胸闷、喉部发紧、干咳等，应不失时机地施以乐疗处方，如让患者聆听《平沙落雁》《阳春白雪》《姑苏行》《出水莲》等，能起到一定的防治哮喘发作的效果，哮喘缓解期时也可集体聆听上述乐曲，每日 1 次，每次 1 h，30 天为一个疗程，对防治支气管哮喘的急性发作也有一定疗效。

《平沙落雁》：此曲是近三百年来传谱最多、流行最广的琴曲之一，表现了秋高气爽、风静沙平、云程万里，大雁在天际飞鸣的情景。本曲借鸿鹄之远志，写出了逸士的胸怀。全曲分跌宕起伏的3部分7小段：第一部分即第1段，描绘了鸿雁来滨与如诗如画的秋江风情；第二部分包括第2~6段，生动描述了雁群欲落、将落、既落时的不同情态，尽情地表现了生命的活力与喜悦；第三部分即第7段，再现了群雁自由和谐的曲情。全曲具有一种静美与静中有动的基调，静境中有闹境，闹境中有静境，曲意爽朗，乐思开阔，意境恬美，格调高雅，乐曲悠扬流畅、优美动听。

《阳春白雪》：此曲是一首广为流传的琵琶曲，描绘了冬去春来、万象更新，欣欣向荣，生机勃勃的景象。乐曲分7段，施律清新流畅，轻快活泼。起部独占鳌头，一片生机；承部风摆荷花，一轮明月，情绪更加热烈；转部道院琴声，晶莹四射；合部东皋鹤鸣，再现承部，并在尾部扩充，在强烈的气氛中结束。

《姑苏行》：此曲是南派曲笛演奏的名曲之一。姑苏即今天的苏州地区，这里遍布秀丽的园林和发人深思的古迹，乐曲以优美如歌的旋律、醇厚圆润的音色和深沉含蓄的激情抒发出对这座文化名城的热爱和赞美，集中展示出妩媚清幽的江南风光。本曲旋律委婉细腻，流畅连绵，极富抒情性，人们仿佛悠闲徜徉在如画的姑苏城中，目不暇接的美景令人赞叹不已。

《出水莲》：此曲曲调淡雅脱俗，表现出出水芙蓉高洁的品质，“出淤泥而不染，濯清涟而不妖，中通外直，不蔓不枝”，令人肃然起敬。

4）音乐想象法：精神分析动力学派认为，哮喘是母亲过分溺爱孩子，孩子过于依赖母爱的结果，由于强烈的依赖欲望未得到满足，又不能以哭泣和叫喊向外界表达，于是转换为哮喘发作。

音乐想象法又称引导意象和音乐疗法，简称GIM法，首创于美国马里兰州精神病研究中心的邦及（Bonny）博士。实施时由治疗师诱导患者进入放松状态，在特别的背景音乐下产生想象，想象中会出现视觉图像，这些图像具有象征意义，常与患者的潜意识有关。在听音乐过程中，治疗师引导患者诉说产生的想象，待音乐结束后与患者讨论想象内容的意义。

Bonny 博士发现放松与聆听古典音乐相结合是进入深度意识状态的通路，形式以一对一最有效。对于支气管哮喘患者来说，引起想象的背景音乐可分 6 个阶段，即准备阶段、进入阶段、建立阶段、目的阶段、安慰阶段和回归阶段。准备阶段用埃尔加的《谜语变奏曲》，引导听者进入宽广的情感体验，使患者充分认识到哮喘与心理矛盾的因果关系；进入阶段用莫扎特的《罗德特多米尼》触及听者的交替意识层；建立阶段采用巴伯的《柔板》，帮助听者建立丰富的生活体验，频繁出现母亲的图像；目的阶段选择古诺的《圣可塔斯》作为高峰体验音乐，使音乐直接穿透听者的心灵世界，揭示支气管哮喘是过分依恋母亲的器官语言；在最后的安慰与回归阶段，使用施特劳斯的《死与净化》作为桥梁，把听者从抚慰带回现实，从而达到治疗哮喘的目的。

5）辨证施乐法：中医认为，哮喘“内有壅塞之气，外有非时之感，膈有胶固之痰”，其辨证总属邪实正虚，尤其是肺气虚。肺气虚多见于哮喘缓解期，症见自汗、畏风，易感冒，面色灰白，舌质淡，苔薄白，脉细弱，应选旋律明快、节奏有力的乐曲，如刘天华的二胡曲《光明行》、阿炳的二胡曲《听松》、广东音乐《彩云追月》等，也可采用市售的金乐、火乐、宫乐曲。

6）音乐电针疗法：治疗哮喘虚证的音乐电疗，应将音乐电流作用于肺俞、肾俞、足三里、太渊、太溪等穴。肺经的原穴是太渊，肾经的原穴是太溪，取二穴补充肺肾真原之气，取肺俞可培补肺气，取肾俞可纳肾气，肺肾气充，则气机得以升降。取足三里可调和胃气，以资生化之源。

7）音乐冥想法：本法又称超觉静思法或超觉冥想法。“冥想”即深沉的思索，这是开发“自我治愈力”最安全、最简易的手段。本法着眼于自我意识，要求哮喘患者端正姿势，调整呼吸，闭目安神，内视自己，控制感觉，把意识集中于特定的乐曲与音乐带，主要是莫扎特的作品，进行聆听和冥想、回忆与联想，使人进入一个优雅美妙的境界，让全身处于音乐营造的通体舒泰的良好氛围中。实施本法要有一定程序，如进入冥想，退出冥想，调身、调心、调息等。

附：典型病例

赵××，男，30岁，自由职业者。主因间断发作性胸闷、咳嗽15年，伴呼吸困难，于2009年4月8日就诊于山西中医学院附属医院呼吸内科。

患者自幼因受寒或剧烈运动多次引起气喘、胸闷、咳嗽、气急，可自行好转或服用沙丁胺醇而缓解，有明显过敏史与家族史。听诊双肺有散在哮喘音，心率80次/min，心脏各瓣膜听诊区未闻及病理性杂音。白细胞计数$11×10^9$/L，中性粒细胞0.8，嗜酸性粒细胞0.07，胸部X线检查可见两肺透亮度增高。

艾森克人格问卷提示患者为抑郁质，内向而情绪不稳定，被动与行为退缩；卡特尔16项人格因素问卷证实患者性格为敏感–依赖型。

门诊初步诊断为支气管哮喘非急性发作期。嘱患者继续服用短效$β_2$受体激动剂沙丁胺醇与茶碱缓释片，同时有步骤地实施心理疗法。心理治疗分为4个阶段：第一阶段，通过简易精神疗法，确立良好的医患关系；第二阶段，通过自主放松训练与音乐疗法，解除患者的压力，减轻症状；第三阶段，强化哮喘患者的教育与管理，通过认知疗法，使患者了解心身关系，学会自我管理，包括记录哮喘日记；第四阶段，通过行为矫正法及心理疗法促使患者人格的完善。经1年的医患努力，患者的病情得到控制。

五、消化性溃疡

歌诀

生理始基C人格，生活事件应激多。
患者常有抑郁症，孤僻自负苛求过。
支持鼓励端认知，心身并重互配合。

【注释】

1. 消化性溃疡简称溃疡病，是指主要发生在胃和十二指肠的圆形和椭圆形慢性缺损。这些组织缺损与胃酸和胃蛋白酶的消化作用有关，故称消化性溃疡。消化性溃疡的病因与发病机制较为复杂，包括遗传素质、血型、体型、饮食习惯、酒烟药物、紧张刺激、焦虑痛苦，以及幽门螺杆菌感染、病毒感染等因素，其中心理、社会因素对于溃疡病的发生发展有着十分重要的影响，患者常有较多的应激生活事件。

2. 生理素质又称生理始基，它是某些疾病的发病基础，溃疡病的生理始基是高胃蛋白酶原血症。

3. 本病常为C型性格，其特征主要是孤僻、自负、有魄力、有干劲、易焦虑、易忧郁、遇事思虑过分、苛求井井有条。

4. 消化性溃疡也是最重要的心身病之一。治疗原则是消除症状、促进溃疡愈合，整体治疗与局部治疗相结合，缓解期与发作期相配合、心身并重、预防复发和避免并发症，为此，需要在长期与持续的治疗过程中突出心理治疗。常用的心理疗法如下。

（1）行为指导疗法：生活要规律、劳逸要结合，避免精神紧张和情绪不宁，避免过度劳累；饮食要定时定量，进食不宜过快，避免过饱过饥、过冷过热、辛辣过咸，以及刺激性大的饮食，如香料、辛辣调味剂、浓茶、咖啡、烈酒等。症状明显时，应暂给予流质饮食，少食多餐，待症状好转后改半流质或软食，以后逐步过渡到正常饮食。牛奶和豆浆虽能一时稀释胃酸，但其所含的钙和蛋白质刺激胃酸分泌，故不宜多饮。特别要注意戒烟，因为吸烟会使胰液中碳酸氢盐含量减少，可使胰液和胆汁分泌减少，从而减少其在十二指肠内中和胃酸的能力，使十二指肠球部 pH 低于正常；吸烟还能引起胆汁反流并破坏胃黏膜屏障。因此，戒烟是行为疗法的一个重要方面。服用非甾体抗炎药者，应立即停服，以后亦应慎用。

（2）抗焦虑、抗抑郁疗法：国外采用多塞平、丙米嗪等三环抗抑郁药治疗消化性溃疡，用胃镜检查有效率达 46%~86%，有些人用常规抗溃疡药无效，改用三环抗抑郁药后病情好转，这不仅与抗抑郁药阻断 M 受体与 H_2 受体有关，还与平息了抑郁与焦虑情绪密切相关。此外，还可短期使用镇静药与抗焦虑药，如地西泮、氯氮䓬、苯巴比妥、罗通定、延胡索乙素等。近年来应用 5- 羟色胺再摄取抑制剂帕罗西汀每日 1 次，4~8 周为一个疗程，获得了平息抑郁、焦虑，促进溃疡愈合的良好效果。

（3）自我训练法：本法适应证很广泛，用于治疗消化性溃疡时要注意两个方面：一是要避免舒尔茨标准第五公式“胃周围温暖”的练习，因可能会大量增加血流，引起胃出血而加重病情，另外要注意并用制酸剂、抗胆碱药，以及 H_2 受体拮抗剂、质子泵抑制剂、胶体铋剂、促胃液素受体拮抗剂，以及抗感染药物等。

（4）催眠疗法：注意要在患者自愿配合的情况下才可使用，疗程一般 1~5 次，间日或 3 日 1 次，3 次后改每周 1 次，每次半小时左右，患者进入浅度催眠状态时，要注意灌输：“上腹部疼痛减轻”“胃排空加快”“恶心呕吐、反酸嗳气缓解”“胃酸分泌有所减少”等。美国心理学家牟地（Moody）早在 1953 年就用催眠术治愈了 8 例顽固性胃溃疡患者。

（5）中医心理疏泄疗法：消化性溃疡属于中医学中的“胃脘痛”“胃气痛”的范畴，相当一部分患者伴有情志抑郁，辨证属于肝郁气滞、肝气犯胃证，治宜疏肝理气、和胃止痛，方用柴胡疏肝散加减，用此方能达到疏郁开郁的功效，有利于消化性溃疡的康复。

（6）想象信念疗法：国内有人观察了 475 例消化性溃疡患者，幽门螺杆菌的检出率为 72.7%~86.5%，又观察了庆大霉素的短期疗效，结果消化性溃疡的愈合率为 70%，提示该菌与消化性溃疡有因果联系。因此，可想象嗜中性粒细胞吞噬这种 S 形螺旋菌，想象白细胞与抗菌药物兵分两路、协同灭菌的图景，对促进溃疡愈合具有一定的作用。此外，还可想象黏膜屏障、黏液屏障坚不可摧，想象溃疡面变浅变小终至愈合。

（7）生物反馈疗法：魏甘（Wegan）曾在 1974 年用此种方法治愈了一些消化性溃疡，主要是通过视觉反馈，训练溃疡患者改变胃内的 pH，使 pH 趋向碱性化。

（8）精神分析法：日本著名心身医学专家池见西次郎在国际上享有较高名望，他在《自我分析》一书中谈到用精神分析法使一位顽固的消化性溃疡患者迅速康复，池见教授并未给患者使用什么特殊的抗溃疡药物，只是通过了解病史与调查患者的精神生活，掌握了患者自我束缚的症结并给予正确指导，终于使患者从过分严酷的“超我”中解放出来，从而促进了溃疡病的痊愈。

（9）保健功疗法：本法临床上多以虚实辨证进行治疗，常以内养功为主配合放松功与强壮功。实证患者可采用内养功的第一种呼吸法，有和胃降浊的作用，姿势以坐式为主；虚证患者可采用第二种呼吸法，有健脾益胃的作用，姿势以卧式为主。内养功呼吸法要求呼吸、停顿、舌动、默念相结合，常用的呼吸法有

3 种：第一种呼吸法基本呼吸方式为吸—停—呼；第二种为吸—呼—停；第三种形式为吸—停—吸—呼。

（10）行为矫正法：消化性溃疡患者多有紧张、易怒、性急、烦恼等神经质个性，EPQ 调查发现 N 分均值显著增高，除 N 分高外，约 1/3 的患者合并 E 分低，即呈内倾特性。日本心身医学家石川中认为该病心理特征是独立性与依赖性的矛盾，德国心身医学家弗雷贝格（Freyberger）也有同样的见解，其认为：溃疡患者的行为特征分为两大类，一类是消极型，另一类是过于积极型，前者基本情绪为忧郁，是明确无误的依赖者，时刻处于紧张之中；后者强烈追求独立，以补偿内倾性格，内心时常不安宁。鉴于以上消化性溃疡人格，应该针对性地指导患者纠正性格缺陷与不良行为方式，帮助患者提高应对能力与建立和谐的人际关系，以及和睦的家庭，建立新的适应性行为，如实在无法适应，可考虑调整工作，改变环境。

（11）音乐疗法：音乐具有良好的物理、生理、心理作用，音乐能改善和加强中枢神经系统、边缘系统与自主神经系统功能，从而更好地调节和控制内脏器官的正常活动，美妙的乐曲还能增加体液中脑啡肽水平，从而使某种强烈的情绪得以渲泄、疏导和净化，这就更好地调整了胃肠功能，有利于溃疡的修复。一般选用贝多芬、施特劳斯、巴赫、莫扎特、舒伯特、肖邦、柴可夫斯基的乐曲，我国的广东音乐也有较好的疗效。常用的音乐疗法如下。

1）辨证施乐法：消化性溃疡主要指胃溃疡与十二指肠溃疡，相当于中医“胃脘痛”“胃气痛”的范畴，临床常见证不外虚、实两大类，前者又包括脾胃虚寒证、胃阴亏虚证；后者包括肝胃不和证、瘀血阻络证、湿热中阻证、饮食停滞证。对于脾胃虚寒证，应选择热情明快的音乐，乐曲如《步步高》《彩云追月》《赛龙夺锦》《满庭芳》等；胃阴亏虚证应选择恬静、舒缓的音乐，这类乐曲如《平湖秋月》《阳关三迭》等；肝胃不和者宜选明朗愉悦的乐曲，如《阳春白雪》《月儿高》等。

2）音乐想象法：本法即引导意象音乐疗法，共有7种音乐模式，即积极肯定音乐、死亡与复活音乐、体验音乐、分析抚慰音乐、感情疏导音乐、想象音乐、集体体验音乐，每一种音乐模式又分不同的阶段，每一阶段又运用了不同的乐曲，这些乐曲一般选择古典主义音乐，如海顿、莫扎特、贝多芬等大师的作品，在聆听音乐的过程中，治疗师引导患者诉说产生的视觉图像的想象，音乐结束后与患者讨论所想象内容的意义，这样患者深层心理中的郁结就能充分释放，自我束缚的症结就能完全打开，可使患者从过分严酷的“超我”中解放出来，从而促进溃疡的愈合。

3）音乐体育疗法：住院患者可定期在体疗室进行，门诊患者可根据具体情况，制订切合实际的锻炼计划并且坚持不懈、持之以恒。文娱体育活动不仅可以增强体质，而且还能起到调节情绪的作用，长期的文体活动让患者把注意力集中于活动本身，能使其从不良情绪中解脱出来，使焦虑情绪逐渐消除。此外，还有助于患者克服C型人格的不利方面，从而有利于溃疡灶的愈合。

（12）认知疗法：对于消化性溃疡来说，认知治疗的关键在于使患者顿悟，医师应是一个积极的指导者，帮助患者获得情感自控，用理性支配情感。具体来说，是向患者解释ABCD治疗理论与原则：A是指溃疡病患者的人格障碍与不良行为，B是指患者的不合理信念支柱、情感反应与行为反应，C是指消化性溃疡本身，D是指用有关消化性溃疡正确的医学科学知识和科学思维方法，抵抗非理性思维，消除情绪障碍，目的是直接而迅速地改变消化性溃疡患者的人生哲学思想与观念。

（13）运动疗法：又称体育医疗。指采取体育手段或机体功能锻炼的方法，预防、治疗疾病，改善生理功能的一种主动的、全身的、自然的疗法。有营养功、导引，以及各种专门的医疗体操和自然力锻炼。运动疗法是一种非特异疗法，也可用于消化性溃疡。

（14）积极心理疗法：本疗法包括5个阶段，分述如下。

1）观察和保持距离的阶段：首先分析病因病机及调查生活事件，确定心理因素权重。

2）调查阶段：要了解患者是否为C型性格，以及早年母子关系如何。

3）处境鼓励阶段：要肯定患者人格中的有魄力、有干劲，雷厉风行而又井然有序，勤奋节俭和成就斐然等积极方面。

4）言语表达阶段：鉴于患者喜怒不形于色，窝火而不能发泄，即敌意被压抑、情感受挫折，要因势利导地让患者向医师或朋友倾吐自己的心理困扰，释放“超我”的过度控制与制约，消弭“器官语言”的消化性溃疡。

5）扩大目标阶段：要坚持综合心理治疗，疗程要足以巩固疗效。必要时采用多塞平、丙米嗪等三环抗抑郁药。

附：典型病例

患者：唐××，男，50岁，干部。

主诉：主因反复上腹痛、反酸、恶心10年，加重2天于2008年3月3日就诊于山西中医学院附属医院消化内科。

病史：患者10年前因饮烈酒过度致上腹痛、呕血，急诊入院于山西医科大学第一附属医院，胃镜提示活动性溃疡，经用奥美拉唑、雷尼替丁后痊愈出院，日后又多次复发，间断服用法莫替丁、奥美拉唑、硫糖铝，以及三联疗法好转，但仍未能根治。查体剑突下左压痛，粪便隐血试验（+），胃镜提示胃小弯溃疡活动期（A_2期），尚无幽门梗阻与癌变。Holmes生活变化单位（LCU）计算为313分，医院焦虑抑郁测定（HAD）A分为15分，D分为20分，16PF提示患者为C型性格。

诊断：门诊诊断为胃溃疡A_2期。

治疗：嘱患者采用四联疗法与柴胡疏肝散，疗程15天，以后长期坚持每晚睡前服用1粒法莫替丁，同时进行心理治疗，包括行为指导法、自我训练法、中医疏导疗法、生物反馈疗法、音乐疗法、认知疗法、运动疗法与积极心理疗法等，一年来患者自我感觉良好，多次胃镜复查胃小弯溃疡已康复，处于瘢痕 S_2 期，又追踪1年，未出现复发。

六、类风湿关节炎

歌诀

自身免疫“类风关”，大水冲了龙王殿。
性格顺从－受虐型，RF阳性抗体见。
治疗方案“下台阶”，“心疗”强盛人格建。

【注释】

1. 类风湿关节炎（rheumatoid arthritis，RA）简称“类风关”。本病是以慢性、对称性、多关节炎为主的一种全身系统性、炎症性、自身免疫性疾病。一般认为感染可能是本病的病因，寒冷与潮湿是本病的重要诱发因素，此外，心理、社会因素对本病发生和加剧也有重要作用。

2. 本病患者性格特征为“顺从－受虐型”，常有隐藏于内心的焦虑、愤怒、不安全感，MMPI人格测验显示自我牺牲、受虐性、顺从、羞怯、自觉性强，由于这些患者极易发生心理矛盾，而长期心理困扰又易于继发神经－内分泌功能障碍、皮质激素水平增高，这就又造成免疫功能障碍，引起血管痉挛，同时患病部位的肌肉长期紧张，结果引起关节病变。

3. 70%以上患者出现自身抗体类风湿因子（rheumatoid factor，RF）阳性，并激活补体，进而引发单核吞噬细胞系统吞噬或清除免疫复合物，引起侵蚀作用。故称“大水冲了龙王庙”。

4. 类风湿关节炎的治疗十分困难，目前推荐“下台阶”治疗，即先用 6 类抗风湿药中的 5 种控制病情，然后递减，最终剩一种维持治疗（图 11-2-1）。

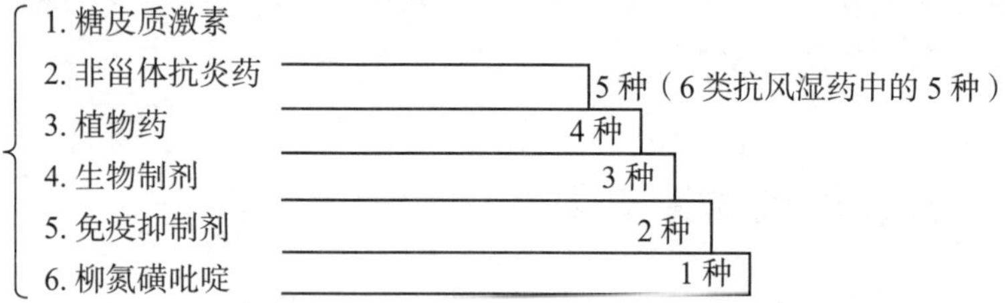

图 11-2-1 RA 的“下台阶”治疗

5. 目前，类风湿关节炎的治疗不大理想，辅以心理治疗，可能效果会更好。常用的心理疗法如渐进放松法、自我训练法、认知疗法、行为疗法、自然疗法、家庭疗法、音乐疗法等。其中，逐步建立强盛人格很重要。

（1）渐进放松法：可松弛紧张情绪，减少肌张力，减轻肌痛。

（2）自我训练法：可在家中实施并持之以恒。

（3）认知疗法：认知疗法即理智 - 情感疗法。Ellis 认为，认知与信念是产生情绪与行为的根源，因此，类风湿关节炎的不良情绪与行为反应，可通过免疫 - 神经 - 内分泌网络进行认知重建，矫正其病理改变，增强其康复信心。

（4）行为疗法

1）避免寒冷、潮湿、疲劳、营养不良与上呼吸道感染，培养良好的生活习惯。

2）饮食中要有丰富的蛋白质和足量的维生素，贫血患者可少量输血，如有慢性病灶如肥大的扁桃体或者扁桃体反复发炎，应尽早摘除（切除）扁桃体。另外，要注意生活环境、习惯行为、人格性格、人际关系的改善并消除心理上的矛盾，心理疏泄法是消除心理障碍的有效方法。

3）加强行为指导。发热及关节明显肿痛时应卧床休息，在症状基本控制后可适当活动，过度休息和限制活动反致关节失用、肌肉萎缩、关节僵直，活动时应注意和治疗性锻炼相结合，包括主动和被动的关节运动。

4）逐步建立强盛人格。

5）严重精神障碍时加用氯丙嗪。

（5）自然疗法：应鼓励本病患者寄情山水、养花修行、焚香烹茶、静坐垂钓或读诗书、弄琴瑟、对奕棋，这将有利于疏导患者内心的焦虑、愤怒、不安全感。

（6）家庭疗法：坎波（Cabb）通过对本病大规模的家庭调查，发现多数患者具有特殊家庭史，家庭疗法对这些患者具有较大的针对性，可调整紊乱的家庭关系。

（7）音乐疗法：也是治疗本病的一个重要方面，常用的音乐疗法有如下。

1）音乐共乘法：即音乐与情绪同步法，其步骤是先疏导情绪，后调整情绪。本疗法在日本音乐家渡边茂夫的《新音乐疗法》一书中被称为“同质原理”，在美国唐·坎贝儿的《莫扎特效应》一书中被称为“共乘原理”，对于类风湿关节炎患者来说，因患者常有隐藏的焦虑、压抑、敌意与愤怒，故应让其先聆听略带伤感的爱尔兰民歌《夏天最后一朵玫瑰》、加拿大民歌《红河谷》，以及南宋名将岳飞的《满江红》、孔子的《碣石调幽兰》等，继而再欣赏门德尔松的《乘着那歌声的翅膀》与德沃夏克的《月亮颂》，以及四川民歌《太阳出来喜洋洋》、广东音乐《喜洋洋》等。

2）参与性音乐疗法：该法的主要方式是患者主动参与演唱和演奏，其宗旨是引导患者亲自感受音乐律动，把身心融入音乐，以激起自身活力，改变患者顺从－受虐型性格，疏泄内心负性情绪。

3）自我训练合背景音乐法：本法的临床应用十分广泛，多数内科病皆可采用，类风湿关节炎亦然。本法是操纵潜意识的最佳途径之一，亚历山大认为，类风湿关节炎患者的潜意识里存在充满敌意的反叛意识。

4）生物反馈合背景音乐：主要借助肌电反馈仪松弛关节及周围软组织、肌肉与骨骼，从而减轻晨僵、关节肿胀、疼痛、关节功能障碍。

5）辨证施乐法：类风湿关节炎与中医"痹证"相似，痹证是风、寒、湿、热等外邪侵袭人体，闭阻经络而导致气血运行不畅的病证。临床上分为活动期与缓解期，急性发作期为邪实痹阻，慢性缓解期为正虚邪恋。虚证宜用振奋阳气、提高情绪的乐曲，如《听松》《行街》；实证多用调节情志、愉悦精神的乐曲，如《春晖曲》《鸟投林》。

《听松》：作者华彦钧，通过松涛之声借物抒怀，赞颂岳家军的军威。本曲气魄宏大，雄劲有力，气势奔放，一气呵成。

《行街》：本曲欢快、轻松、情绪热烈，是适合迎亲队列在行进时演奏的乐曲。

《春晖曲》：本曲旋律优美，表现了江南春天来到时的诗情画意和乡间风韵。

《鸟投林》：本曲明快欢愉，描绘了夕阳余晖之中百鸟归林的景象。

附：典型病例

患者张××，男，40岁，干部。主因早晨双手关节僵硬、疼痛1 h，伴上腹部不适、食欲减退3年于2009年12月9日非急症就诊于医院门诊部。

患者3年前因长期受潮（公寓一层）致双手小关节早晨僵硬、疼痛，持续约1 h，日间活动后反减轻，伴上腹部不适、食欲减退，情绪不佳时症状加重。曾就诊于太原各大医院，确诊为类风湿关节炎，经服用布洛芬、白芍总苷片等病情有所好转，但无明显疗效。患者否认家族史，但承认母亲强势，父亲软弱。

查体：意识清晰，表情焦虑，心肺、肝脾未见异常，双手第一指间关节呈梭形肿胀，活动欠佳，红细胞沉降率、抗链球菌溶血表“O”、C反应蛋白均在正常范围，类风湿因子（+），双手第一指间关节X线显示骨质增生，周围软组织肿胀阴影；SAS、SDS量表说明焦虑、抑郁程度较重，MMPI提示自我牺牲、顺从、羞怯、内向、腼腆、自觉性强。

嘱患者改用美洛昔康、雷公藤多苷片等，并辅以认知疗法、行为疗法、自我训练法、家庭疗法、音乐疗法等，经以上综合治疗半月后，症状明显减轻，3个月后，病情进一步改善，追踪一年病情稳定，双手第1指间关节X线征象仍为Ⅰ期。

七、甲状腺功能亢进症

歌诀

亦为自身免疫病，临床表现三特征。

性格“顿挫－脆弱”型，主要疗法有三种。

心理治疗是辅助，七条措施记心中。

【注释】

1. 甲状腺功能亢进症简称“甲亢”，是由多种病因导致甲状腺素分泌过多所引起的一种常见内分泌疾病，其中以格雷夫斯病（Graves disease，Graves病，又称毒性弥漫性甲状腺肿）最多见，它是一种伴甲状腺素分泌增多的器官特异性自身免疫病。临床上有神经兴奋性增高、高代谢综合征、甲状腺肿大等特征。

2. 甲状腺功能亢进（简称甲亢）患者具有“顿挫－脆弱”型性

格特征，常常过分承担责任，敢于牺牲自己，当需要和愿望受挫时常夸大困难，在丧失亲人与严重恐惧的情境下特别脆弱，因而极易处于应激状态；甲亢也常因急性负性情绪状态或严重打击而促发。

3. 本病的 3 种主要疗法见表 11-2-5。

4. 甲亢的心理治疗是一种辅助治疗，包括以下 7 种方法。

（1）认知疗法：重要的是让患者了解精神心理因素在本病发生、发展、演变及预后中的作用，从而稳定情绪安定心身，对于需做甲状腺次全切术的患者，术前要与患者会谈，让患者明确手术的必要性与优越性，做好充分的心理准备。

（2）行为指导法：应逐步培养患者的坚韧人格，这样就能拮抗应激事件对甲亢的影响。卡巴沙（Kabasa）等提出坚韧人格在应激事件中起缓冲作用，这种人格包括介入性、控制性与挑战性 3 种倾向。介入性是指个体主动参与环境事件的倾向，控制性是指个体自信具有影响生活变迁的能力，挑战性是指乐于从生活变动中寻求刺激而不视其为威胁的一种态度。具有坚韧不拔的毅力与愈挫愈强的精神的人不易患甲亢，即使患了甲亢也是轻症或易于康复。

（3）自我训练法：着重训练舒尔茨标准 3.4.5 公式，即训练患者达到呼吸舒畅、心脏缓慢跳动、前额感到凉爽的境界，因甲状腺素过多可引起面部潮红、多汗、心动过速、血压升高、胸闷气促等症。

（4）行为调节药：患者如有强烈焦虑应给予温和精神安定药，出现严重忧郁症状时给予抗抑郁药，此外还可给予 β 受体拮抗剂，这不仅可以缓解焦虑等精神症状，而且可以缓解躯体症状。还要注意适当休息，饮食要补充足够热量和营养，包括糖、蛋白质和维生素 B 族，以补充高代谢导致的消耗。

（5）改变环境法：易地治疗有利于甲亢的好转，选择一个风光旖旎、山清水秀的僻静之处，远离城市的嚣喧与人世纷扰，保持心身平静与精神愉快，有利于甲亢的早日康复。

表 11-2-5 甲亢的主要疗法比较

项目	药物	^{131}I	手术
适应证	病情轻、甲状腺轻至中度肿大者 20 岁以下及年老或不宜手术者 妊娠期女性 次全切除复发者 不适于 ^{131}I 治疗者 用于术前准备、辅助 ^{131}I 治疗	30 岁以上、病情中等患者 药物过敏者，或药物治疗无效、或停药反复者 不宜手术者，或复发、或不愿手术者	甲状腺肿大产生压迫症者 抗甲药物无效或停药复发者 胸骨后甲状腺肿或结节性甲状腺肿伴甲亢者（术前先用复方碘 2 周，可减少出血与危象）
剂量与疗程	总疗程：1.5~2 年 分 3 阶段（加服甲状腺素片）： 初次 1~3 周 减药 2~3 个月 维持 1~1.5 年 四药：甲巯咪唑、卡比马唑、甲硫氧嘧啶或丙硫氧嘧啶	一次性给药，70% 可治愈，必要时可分 2 次、3 次，剂量为每次 70~100 μCi/g	次全切除，90% 以上治愈
机制	减少甲状腺素合成 降低抗体作用	β 射线射程 2 mm 破坏滤泡上皮→甲状腺素↓	甲状腺素↓
不良反应	白细胞计数↓，“甲巯”（甲巯咪唑）最多 N↓，“丙巯”最少，加服升白药 其他：ALT↑，加服保肝药	甲状腺功能↓ 诱发危象	甲状腺功能↓，较 ^{131}I 少 局部出血、渗血 喉返神经损伤

（6）生物反馈法：主要训练呼吸公式与心脏公式。

（7）音乐处方法：“甲亢”患者平素就处于一种慢性紧张状态，故聆听冥想音乐，引导患者进入冥想境界，营造回归自然的情境，能达到缓解压力，求得心灵宁静的目的。例如，专门用于治疗的实用音乐磁带《东方的安宁》《让紧张消失》，以及《红番的精神》《宁静的山脉》等。尤其是世界著名音乐治疗大师约翰·理查逊（John Richardsoh）创作的两张CD片（上下篇），每张CD各2曲，上篇为《土的歌》《风的歌》，下篇为《水的歌》《火的歌》，这美妙动人的音乐体验，有助于克服甲亢患者的神经质、焦虑、抑郁、疑病倾向，以及紧张易怒、烦躁、易激惹状态。

附：典型病例

患者周××，男，工人，主因心悸气短、怕热多汗、突眼颈粗1年于2010年2月2日非急诊就诊于医院门诊部。

患者1年前因家庭冷战频发，突感无端心悸、胸闷气促，伴颈粗大，睡眠时亦感心悸气短，上楼时心慌更甚，去一家大医院检查，拟诊为Graves病，经服用甲巯咪唑后病情好转，半年后因配偶闹离婚而烦恼，病情逐加重且出现突眼征，其母曾患“甲亢”。

查体：甲状腺Ⅱ度肿大，颈部有吹风样杂音，眼球突出、眼裂增宽，Stellwag征（+），Graefe征（+）、Joffroy征（+）、Mobius征（+），心率100次/分，心尖部S_1亢进，有2级收缩期杂音，脉压Δp60 mmHg，基础代谢率+59%，总T_4（总四碘甲状腺原氨酸）270 nmol/L、总T_3（总三碘甲状腺原氨酸）12 nmol/L、游离T_4（游离四碘甲状腺原氨酸）12 pmol/L、游离T_3（游离三碘甲状腺原氨酸）36 pmol/L、促甲状腺激素0.05 mu /L。

心理测量HAD的A值18分、D值16分，16PF提示患者性格为顿挫－脆弱型，有神经质、疑病倾向、紧张易怒、烦躁易激惹、注意力涣散、社会适应性差，当需要和愿望受挫时常夸大困难，在严重应激时特别脆弱。

门诊诊断为甲状腺功能亢进。嘱患者除口服甲巯咪唑外，加用普萘洛尔，因为心得安属行为调节药，此外还实施了认知疗法、行为指导法，以及改变环境法和音乐疗法，后者又包括音乐处方法、自我训练合背景音乐法，以及生物反馈合背景音乐法。重点进行了行为指导法，逐步培养了患者的坚强人格，这种人格包括介入性、控制性与挑战性。具有坚韧不拔毅力和愈挫愈强精神的人，即便患甲亢也易于康复，本病例的康复证实了这一观点。经2个月的综合治疗，患者病情明显好转，再经3个月治疗后，其血清甲状腺浓度正常，促甲状腺素0.5 mu/L，促甲状腺激素受体刺激抗体（-）、促甲状腺激素受体抗体（-），“甲亢”基本康复，追踪至今，并无复发。

第三节　其他各科常见心身疾病

前已述及，心身疾病指主要由心理因素导致的躯体疾病。人群心身疾病患病率超过50%，主要分布在内科，约占30.8%；皮肤病的比例也高达26.6%。一些顽固的、难治的皮肤病与应激事件、变态人格、心身障碍息息相关。因此，应当重视皮肤病的心理－社会因素。皮肤科医师也应贯彻生物－心理－社会医学新模式，积极实施心理治疗。

皮肤科医师应认识到心理社会因素与皮肤病的关系体现在2个方面：一方面，有不少皮肤疾病如荨麻疹、湿疹、神经性皮炎、斑秃、酒渣鼻、白癜风、银屑病（牛皮癣）等，其病因、发病过程和疾病的演变与心理社会因素密切相关；另一方面，皮肤疾病又因瘙痒、灼热、疼痛、麻木等症状和久病缠绵不愈常常困扰患者，引起焦虑、烦躁不安等情绪。此外，某些皮肤病也可因为影响了外貌而给患者造成很大的心理压力。另外，近年来由于对获得性免疫缺陷综合征（简称艾滋病）等性传播疾病的恐惧而求诊的人数有逐年增加的趋势。凡此种种，皮肤科医师任重而道远，应积极实施心理治疗，包括个别心理治疗、集体心理治疗、家庭心理治疗与社会心理治疗等。

一、湿疹（皮肤科）

歌诀

湿疹三种五特点，内因外因素质关。
精神因素较重要，消极情绪挫折感。
抗组胺药抗焦虑，辅以放松与训练。

【注释】

1. 湿疹是由多种病因引起的皮肤真皮与表皮的炎性病变，具有对称性、渗出性、瘙痒性、多形性和复发性的特点。湿疹根据病程分为急性、亚急性与慢性 3 种；根据发病部位的不同分为手部湿疹、耳部湿疹、乳房湿疹、外阴、阴囊、肛门湿疹与小腿湿疹等；此外，还有一些特殊类型，如钱币状湿疹、自体敏感性湿疹、裂纹性湿疹、汗疱疹，以及传染性湿疹样皮炎。本病容易复发，属中医“湿疮”范畴。

2. 湿疹病因复杂，一般认为系由内外因素相互作用所致。外因主要指各种过敏原，内因指体内慢性病灶、月经紊乱、妊娠、内分泌与代谢异常，以及神经－精神因素如精神紧张、过度疲劳等，个体素质也与发病有关。

3. Graham 的研究表明，负性生活事件与湿疹显著相关，主要是挫折感和消极的情绪体验。Brown 的对照调查发现，48% 的湿疹患者受过较严重的精神打击，21% 湿疹患者有与亲人分离的生活经历，但病情轻重取决于个体对各种因素的易感性和耐受性。

4. 除使用抗组胺药与抗焦虑药外，还应针对性地进行心理－行为疗法，多采用心理疏泄法与音乐等艺术疗法。

（1）心理疏泄法：约 50% 患者受过较严重的精神打击，故应引导患者倾诉全部痛苦，并给予安慰、疏导与鼓励。

（2）行为疗法：避免接触可疑过敏原，如鱼、虾、蟹、乳等，避免辛辣调料与酒类，避免过度洗烫，避免滥用化妆品；清除体内慢性病灶，积极治疗全身性疾病。

（3）放松疗法：如三线放松法、渐进放松法等。

（4）自我训练法：每日至少做3次，借以调整神经－内分泌功能。

（5）积极心理疗法：积极心理疗法包括与5个阶段：观察和保持距离的阶段、调查阶段、处境鼓励阶段、言语表达阶段、扩大目标阶段（参见本章第二节“消化性溃疡”部分）。

（6）愉悦疗法：包括欢笑疗法与幽默疗法。

（7）音乐疗法：治疗湿疹主要采用音乐共乘法，即音乐与情绪同步原则与方法。治疗师对聆听的乐曲要作精心安排，具体来说可分为3个阶段：首先是宣泄悲痛情绪，如先听柴可夫斯基的《悲怆交响曲》、华彦钧《二泉映月》、民乐《江河水》、南斯拉夫民歌《深深的海洋》等一类歌曲，然后再逐渐引导和调整，聆听平静舒缓的乐曲，如圣桑的《天鹅》、何占豪的《梁山伯与祝英台》等，最后引入欢快的乐曲，如西班牙民歌《鸽子》、贝多芬《欢乐颂》、广东音乐《旱天雷》《步步高》，以及山东民乐《百鸟朝凤》等。

附：典型病例

患者赵××，女，35岁，医务人员，主因双手背丘疱疹反复发作半年，加重1天，于2011年4月9日就诊于医院门诊部。

患者不孕已7年，采用辅助生殖技术，但2次人工授精、2次试管婴儿术均告失败，遭此沉重打击，不免心灰意冷。半年前，无明显诱因突发双手背丘疱疹而就诊于山西医科大学第一医院皮肤科，拟诊为急性湿疹，经口服钙剂、维生素C、β胡萝卜素、左西替利嗪后，病情只略有好转，来医院就诊的前1天因夫妻口角，又突发双手背丘疱疹，伴剧烈瘙痒与失眠，遂来就诊。

查体：表情忧虑，紧张敏感，双手背丘疱疹满布，粟粒般大小，皮疹呈暗红色，仍诊断为急性湿疹，EPQ提示抑郁质，SAS提示焦虑障碍，SDS提示抑郁障碍。

嘱患者煎以加味三妙汤浸泡双手，同时实施心理疏泄法、放松疗法、音乐疗法、积极心理疗法，特别是升华疗法，鼓励患者站在高处、看到远处、想到大处，有子女当然更好，没有子女同样能有七彩人生。

历史上著名诗人朱淑真、李清照都无子女，两次获得诺贝尔奖的居里夫人也无子女，遗传学家麦克林托科甚至终生未婚，她对遗传学情有独钟，终于获得1983年的诺贝尔生理学或医学奖。退一步说，还可以领养孩子嘛，这样的心态反而有利于妊娠，因此应该孜孜以求人生的三不朽（立德、立功、立言）事业，大约10天后，患者双手背丘疱疹消失，半年后妊娠。

二、慢性荨麻疹（皮肤科）

歌诀

迁延反复令头痛，性格攻击或忍从。
病机变态非变态，多数依赖与被动。
抗组胺药用为主，辅以“心疗”塑强人。

【注释】

1. 荨麻疹是由于皮肤、黏膜小血管反应性扩张及渗透性增加而产生的一种局限性水肿反应，主要表现为边缘清楚的红色或苍白性瘙痒性风团样皮损。本病为常见皮肤病，根据病程，分为急性和慢性两类，前者在短期内可痊愈，后者则反复发作达数月至数年。

2. 慢性荨麻疹患者常具攻击型或忍从型性格，患者在幼儿期有爱的欲求得不到满足，从而产生攻击性心理或依赖、顺从、被动的性格。

3. 病机有变态反应性与非变态反应性两种，特别是精神紧张、不安、愤怒时，可通过副交感神经释放乙酰胆碱使得痒阈、痛阈下降，加之血管通透性增加，就引起局部水肿而表现为荨麻疹。

4. 本病的治疗以抗组胺药为主，同时还应辅以音乐治疗等心理疗法。

（1）认知疗法：荨麻疹与患者的情绪、性格有关，改变错误认知可改善病情。

（2）行为疗法：避免接触过敏原，如某些食物、动植物 、药物等，还要注意生活规律，陶冶情操，锻炼身体，增强体质。

（3）心理疏泄法：医师应引导患者倾诉全部痛苦，并给予安慰、疏导与鼓励。

（4）放松疗法：如三线放松法、渐进放松法等。

（5）精神分析法：本病可能与患者的幼年生活经历和亲子关系不良有关，精神分析可宣泄被压抑的心理能量，从而缓解病情。

（6）音乐疗法：此类患者主要实施音乐催眠疗法，背景音乐播以带有指导语的音乐《让紧张消失》，包括 A 面与 B 面，每面又分为两部分。第一周听 A 面第一部分，每天 3~4 次，以后的 3 周，每周听一个新的部分。每天 2 次，并继续适当听前面的部分，以逐渐掌握并巩固这些技巧。此外还应积极聆听一些刚劲威武、雄浑豪放、奋发向上的乐曲，如贝多芬的《英雄交响曲》、老约翰 · 施特劳斯的《拉德斯基进行曲》、岳飞的《满江红》《中国人民解放军进行曲》《长征组歌》等以逐渐矫正性格缺陷，培养主动、积极、优秀、强盛的人格。

三、斑秃（皮肤科）

> 歌诀
>
> 斑秃俗称“鬼剃头”，严重不安情绪负。
> 自暴自弃常冲动，极端管教犯糊涂。
> 消除应激极重要，提倡严父与慈母。

【注释】

1. 斑秃为突然发生的非炎症性、非瘢痕性的片状脱发，又称圆形秃发，心因性秃发，俗称鬼剃头。目前多认为与自身免疫、精神心理因素与遗传有关，情绪在本病起病中极为重要，心理应激和严重不安可使患者突然脱发甚至全秃。

2. 患者具有共同的性格特征。男性患者常以破坏性冲动作为防卫手段，自暴自弃，故以无意识放弃“力”与“美”为象征的毛发，作为其发病的心理动机；儿童患者常与父母对其管教过严、要求过高，以及过于溺爱、姑息放纵的糊涂极端家教有关。

3. 常用的心理疗法包括认知疗法、音乐疗法、家庭疗法。

（1）认知疗法：要让患者认识到心理应激在发病中极为重要，而心理治疗的根本目的在于消除精神神经刺激，包括解决患者的工作学习、睡眠、性格、情绪方面的特殊具体问题，这样可望不用任何药物而迅速治愈本病。

（2）音乐疗法：音乐治疗能消除患者的心理矛盾冲突与精神创伤，使其学会放松、摆脱忧郁、焦虑状态，常用治疗斑秃的音乐疗法如下。

1）音乐催眠法：在背景音乐的伴随下，催眠词首先说明斑秃的病因是社会环境和工作压力太大、考虑问题太多、精神刺激过强、身心过度疲劳，这就导致了头部血管的收缩、毛发营养障碍，从而导致斑秃；然后嘱患者把注意力集中在头顶，并暗示头顶发热，这就促使头皮血管扩张，局部神经营养改善而有利于毛发再生。一般经 10 次左右的催眠，患者头发开始生长。

2）自主训练合背景音乐法：自主训练的本质是自我暗示、自我催眠，主要按舒尔茨标准六公式训练，背景音乐选择《让紧张消失》音乐带。

3）生物反馈合背景音乐法：生物反馈仪多采用皮温型，背景音乐同上。

4）积极聆听法：针对患者的严重焦虑不安，可倾听门德尔松的《乘着那歌声的翅膀》《仲夏夜之梦序曲》《婚礼进行曲》《e 小调小提琴协奏曲》等，因为门德尔松的温馨可使人得到安宁。此外，还可聆听莫扎特的竖笛协奏曲，此曲充满了平静和温暖，也是很好的安宁音乐。有些致病因素一时难以清除，例如，学生追求高分，司机休息长期欠佳，性情急切难以改变，以及家长平素管教不严、放松溺爱、积习难改、积重难返，对此，患者缺乏信心，陷入忧郁。针对此种情况，主要聆听贝多芬的《月光奏鸣曲》《命运交响曲》《春天奏鸣曲》《欢乐颂》等。

（3）家庭疗法：应改变家长平素管教不严、放松溺爱或管教过严、要求过高的极端做法，提倡严父慈母式家教。

四、获得性免疫缺陷综合征（皮肤性病科）

歌诀

早抗病毒是关键，“鸡尾酒法”源实践。

支持对症与预防，免疫缺陷要改善。

同时加强心理疗，综合治疗中西联。

【注释】

1. 获得性免疫缺陷综合征（acquired immunodeficiency syndrome,AIDS），简称艾滋病，是人类免疫缺陷病毒（human immunodeficiency oirus，HIV）所引起的致命性慢性传染病与皮肤性病，临床主要表现为发热、淋巴结肿大、全身皮疹、慢性腹泻等，本病属中医学“疫毒”“虚劳”范畴。AIDS 被认为是“超级瘟疫”，WHO 确定每年的 12 月 1 日为世界艾滋病日。

2. 迄今对 AIDS 尚无特效疗法，早期抗病毒治疗是关键。目前抗 HIV 药物有 3 类：①核苷类逆转录酶抑制剂，包括齐多夫定、拉米夫定；②非核苷类逆转录酶抑制剂，主要包括奈非雷平；③蛋白酶抑制剂，如沙奎那韦与利托那韦。鉴于仅用一种抗病毒药物易诱发 HIV 突变并产生耐药性，因而主张联合用药，常用三联或四联，即上述三类抗 HIV 药物的各种组合，可形象地比拟为鸡尾酒疗法（图 11-3-1）。鸡尾酒疗法来源于临床实践，实践证明，它能延缓 AIDS 的发病时间和延长患者的生命，常需终身维持治疗。

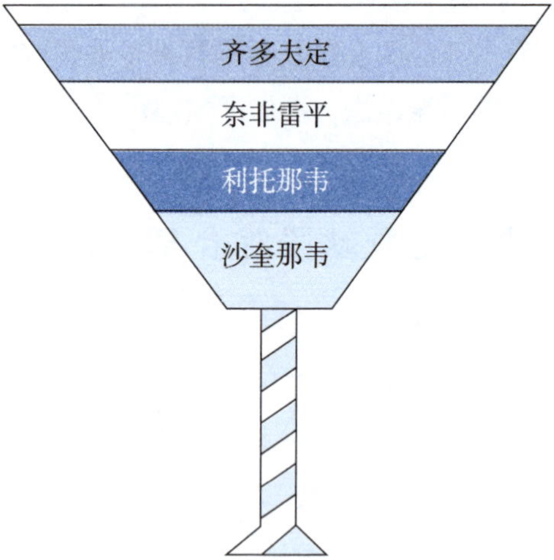

图 11-3-1　AIDS 的联合用药

3. 支持与对症治疗：包括输血及营养支持疗法，补充维生素特别是维生素 B_{12} 和叶酸。进行性消瘦者，可用乙酸甲地孕酮刺激食欲。

4. 预防性治疗：①结核菌素试验阳性者，要用异烟肼治疗 1 个月；②医务人员被污染者，在 2 h 内应进行齐多夫定等治疗，疗程 4~6 周。

5. 免疫治疗：抗病毒药物与基因重组白介素 -2 同时应用，可明显改善免疫功能。

6. 迄今对 AIDS 尚无特效疗法，早期应实施鸡尾酒疗法，同时还应加强心理治疗。AIDS 的 7 种心理疗法如下。

（1）支持性心理疗法：医师要给患者以生的希望，更多地关心、体贴和抚慰患者，鼓励患者同 AIDS 作斗争，增强其信心，解除其孤立和隔绝状态，消除患者的恐惧心理和罪恶感，消除其悲观、抑郁情绪，切勿对患者歧视、冷落、排斥、嫌弃、厌恶。

（2）心理疏泄法：一般分 3 个阶段实施，即疏通阶段、矫正阶段与引导阶段。第一阶段要营造良好的疏导环境，进行言语疏导，为患者解除思想顾虑、激发 AIDS 患者的自信心；第二阶段要矫正 AIDS 患者的基本心理特征与发病后的心理特征，稳定其情绪，缓解其心理失衡；第三阶段要引导患者自我领悟，克服绝望情绪，缓和尖锐的心理冲突。

（3）集体心理疗法：在高发区可进行集体心理治疗，分组治疗一般不超过 8 人，患者同病相怜，可渲泄负性情感，还可通过示范作用唤起抗病潜能，增强康复信心。

（4）家庭疗法：本法派生于集体心理疗法，其本质又属于关爱疗法，爱人的关怀极有助于患者渡过心理危机，减轻乃至消除其悲观绝望情绪。

（5）行为疗法：患者要努力做到“高洁其志行，严谨其操守”，志当高远，勿玩物丧志，勿自暴自弃，勿沉溺于庸俗低级、腐朽淫秽的色情之中。吸毒者可采用系统脱敏疗法；同性恋者可采用实施厌恶疗法；夫妻同房时宜用避孕套；不共用牙具、刮面刀；无症状的病毒携带者应注意隔离；限制 HIV 感染者结婚或生育；营养支持疗法也属于行为疗法大范畴。

（6）认知疗法：要让患者认识到人类将迅速攻克 AIDS 这个“超级癌症”，从而树立起逐渐康复的信心。早在 1996 年，何大一就提出了艾滋病联合疗法——鸡尾酒疗法并获得显著疗效，再结合免疫疗法、营养支持与对症疗法、中医药疗法，应该是大有希望的。

（7）情志相胜法：主要应用中医内经“喜胜悲”“思胜恐”原理，分别采用中医自然疗法（包括景观疗法、色彩疗法、花木疗法、高山疗法）、中医娱乐疗法及正言开导法等。

五、阿尔茨海默病（神经科）

歌诀

老年痴呆分两型，阿茨海默原发性。
八大障碍为表现，治疗主要是对症。
营养多维蛋白质，康复心理音乐听。

【注释】

1. 阿尔茨海默病（Alzheimer disease，AD）是大脑皮质变性中最常见的疾病，以进行性痴呆为主要症状，是一种原发性退行性灰质脑病，又称原发性老年期痴呆。目前倾向于认为本病是遗传和环境因素引起的特征性脑变性而产生的痴呆征中最具代表性的疾病。

据统计，65 岁以上的老人患病率为 5%，而 85 岁以上的老人患病率则高达 20%。故 WHO 把每年的 9 月 21 日确定为阿尔茨海默病日（国际失智症日）。

阿尔茨海默病与老年期痴呆的关系见图 11-3-2。

- 老年期痴呆
  - 原发性——阿尔茨海默病、Pick 病与路易体痴呆
  - 继发性
    - 血管性痴呆
      - 多梗死性（最多见）
      - 早梗死性
      - 出血性痴呆
      - 脑低灌注性
    - 外伤性痴呆
    - 脑缺氧性
    - 感染性
    - 肿瘤性
    - 代谢性
    - 中毒性
    - 营养缺乏性

图 11-3-2　老年期痴呆的临床类型

2. 本病临床表现为八大障碍，即认知、记忆、思维、语言、书写、计算、行为与精神障碍。

3. 本病无特效疗法，主要是对症，包括控制精神症状，以及应用改善认知功能的药物治疗。

（1）他克林能改善认知功能。

（2）吡拉西坦、吡硫醇、脑活素为促进脑细胞代谢药，可增加神经信息传导。

（3）维生素 E、雌激素、非甾体抗炎药皆可保护神经元。

4. 心理疗法近年来相当活跃，包括理智 - 情绪疗法、行为指导疗法、心理疏泄疗法、行为调节药、艺术疗法。

（1）理智 - 情绪疗法：促使患者学会控制情绪、驾驭情绪，保持心境愉快、乐观向上、生机勃勃、情绪饱满，遵守心理保健条例，保持神经系统平稳。

（2）行为指导疗法：要鼓励患者积极参加各种社会日常活动，维持生活能力，特别要注意戒烟，还要加强家庭和社会对患

者的照顾、帮助和训练。有定向和视空间能力障碍的患者应尽量减少外出，以防意外。

（3）心理疏泄疗法：即正言开导法。

（4）行为调节药：必要时应用抗精神失常药奋乃静、氯氮平、舒必利以消除精神障碍，还要应用改善认知功能的药物如毒扁豆碱、石杉碱甲等。

（5）艺术疗法：包括音乐疗法、舞蹈疗法、绘画疗法、诗歌疗法、书法疗法，尤其是音乐疗法，对本病具有较好疗效。常用的音乐疗法如下。

1）积极聆听法：主要聆听古典主义三杰海顿、莫扎特、贝多芬的乐曲，以实现"莫扎特效应"，崇尚理性，驾驭情绪，从而保持神经系统平稳。脑电图检测发现，听半小时古典音乐，脑电波变化显示大脑思维能力加强，反应更加敏捷。

2）音乐喜乐法：以轻松喜悦之曲如《喜洋洋》《百鸟朝凤》《黄莺吟》，矫治悲凉郁怒的心理状态，保持心境愉快、乐观、向上，听曲一般可持续 20 min，每天进行 2~3 次。

3）参与性音乐疗法：患者之主动参与演唱演奏等"音乐操作"，参与音乐活动是减慢脑衰的有效方法，因为音乐操作的本质是格式塔完形疗法，歌唱是表达内心体验一种方法，即兴演奏可矫正自我调节紊乱。

4）音乐按摩法：选择文曲为主，尤以风格清静淡远的乐曲为主，按音乐节拍按摩某些穴位，如百会、太阳、风池、印堂、内关、神门、合谷、劳宫、膻中、关元、足三里、三阴交、太冲、涌泉等。

六、抑郁障碍（精神科）

歌诀

心理杀手居第一，低落障碍知情意。
抑郁自评表简测，及时使用新药剂。
主要实施心理疗，七大应对应牢记。

【注释】

1. 抑郁障碍是指一种以持久的心境低落状态为特征的神经症，常伴焦虑、躯体不适感和睡眠障碍，本症特征是一个确定的事件或内心冲突的过度的情绪反应，是对特殊事件的反应，也是当今威胁人类健康和生命的最常见的世界性心理疾病，称为“人类第一心理杀手”且呈上升趋势。

2. 抑郁性神经症临床表现为情绪低落状态、认知障碍三联征（对自身、对现在、对未来的曲解）、意志行为能力低下，以及全身疲乏、缺乏体力和精力，严重时极少数重症患者有自杀倾向，必须提高警惕。此外尚有自主神经功能障碍，如胃部不适、腹泻、便秘及失眠等，但无昼夜节律的变化。

3. 抑郁障碍的诊断要依据国际卫生组织制定的诊断标准，其中抑郁自评量表（SDS）的测定也是一个重要方面。

4. 及时使用新型抗抑郁药。本类药问世已30余年，目前已发展到第三代，第一代如异卡波肼与苯环丙胺；第二代如普罗替林、多塞平；第三代是以马普替林为代表的四环类抗抑郁药，一般作为第二线药，目前临床广泛应用的是第二代三环类抗抑郁药。常用抗抑郁药见图11-3-3。

5. 抑郁障碍应以心理治疗为主，据文献报道，单独应用合适的心理治疗，其疗效不亚于中等剂量的抗抑郁药，常用的心理疗法如下。

- 常用抗抑郁药
  - 单胺氧化酶抑制剂
    - 肼类：异卡波肼
    - 非肼类：苯环丙胺
    - 新型类：吗氯贝胺
  - 三环类
    - 仲胺：普罗替林　去甲丙咪嗪
    - 叔胺：氯丙米嗪　多塞平
  - 非三环类
    - 5- 羟色胺再摄取抑制剂
      - 氟西汀
      - 舍曲林
    - 去甲肾上腺素再摄取抑制剂
      - 马普替林
      - 米安色林
    - 四环类：米氮平（米塔扎平）
    - 双重阻断：万拉法新（文拉法新）

图 11-3-3　常用抗抑郁药

（1）心理疏泄法：患者总的心理倾向是孤独、空虚、忧郁和悲伤，对日常活动缺乏兴趣和活力，对周围环境淡漠，医生要引导患者讲出致病因素、内心苦闷，并向患者解释本病并非精神病以消除患者的焦虑情绪、树立战胜疾病的信心。

（2）行为指导法：帮助患者正确对待现实生活，放弃过高的人生追求，尽量摆脱诱发本病的环境因素，必要时调换工作和生活环境、保持心理平衡。

（3）认知疗法：情感是人的心理活动的“染色剂”，人的一切心理行为无不打上情感色彩的烙印，因此情绪低落必然导致认知障碍，故应实施认知疗法。治疗要点是纠正患者的错误认知，以达到改善情绪状态的目的。

（4）服用行为调节药：指应用抗抑郁药，尤其是新型抗抑郁药。

（5）愉悦疗法：包括欢乐疗法与幽默疗法。

（6）人际心理治疗：抑郁障碍患者经常存在人际交往的丧失与困扰，调整和重建患者的人际交往，会减少抑郁障碍发作，促进抑郁症状减轻或消失。人际心理治疗的理论基础是梅耶的精神生物学理论和沙利文的人际关系理论，前者对精神障碍的解释着重于患者生存的环境，后者强调人与人之间的交往与沟通。总之，抑郁障碍发生与应激和生活事件有关，特别是人际交往丧失、缺乏社会支持、人际关系紧张、婚姻关系不良等因素，而抑郁障碍的发病又使患者的人际关系进一步恶化，慢性社会性挫折如失业、丧失社会依附也可导致抑郁发作，针对上述心理社会因素，本疗法的具体实施分为 3 期：治疗初期，根据人际关系评估，制定治疗计划；治疗中期，着重解决 4 类人际问题，即超出正常的悲伤、人际关系失败、角色转移、人际关系缺乏；治疗结束期，通过评价人际关系改善的情况及症状缓解程序，评价治疗效果，根据情况决定是否还需用其他方法。本疗法是一种短程心理治疗，通常需要 12~16 周，每周做 1 次，适用于门诊轻度抑郁障碍患者，对重症患者也有一定疗效。

（7）音乐疗法：据报道，单用合适的心理治疗包括音乐治疗，其疗效不亚于中等剂量的抗抑郁药，常用的音乐疗法如下。

1）积极聆听法：主要聆听乐圣贝多芬的可歌可泣、扣人心弦的乐曲，如《月光奏鸣曲》可使抑郁心境改变；《命运交响曲》使人充满活力，勇向命运挑战，以英雄的气概压倒一切；钢琴奏鸣曲《暴风雨》可振奋精神，鼓励抑郁障碍患者百折不挠、勇往直前；《春天奏鸣曲》给人以明朗、清新与欢乐的感觉，充满了甜蜜的憧憬、幸福和梦想；《欢乐颂》高昂激越、气势宏大，使人领悟到人生真谛，能使抑郁障碍患者走出逆境，坚定“从痛苦到欢乐”的信念。

2）音乐催眠法：抑郁障碍是与个人性格气质有关的心理疾病，改造患者的人格素质，可从根本上杜绝抑郁障碍。在催眠状态下，患者的潜意识被改造，从而加强了自我意识，提高了自我认识、自我观察、自我了解、自我分析的能力。总之，加强个性素质，才能从根本上战胜抑郁障碍。

3）音乐开郁法：代表乐曲有古曲《高山流水》《阳关三迭》等。

4）音乐色光疗法：抑郁障碍相当于中医的郁证，中医将郁证分为虚实两大类，虚证可选用《百鸟朝凤》《喜洋洋》等欢乐明快的大调乐曲，辅以黄色光，乐曲节奏快于患者心率；实证选用《踏浪》《兰花草》等小调乐曲，辅以冷青光，乐曲节奏慢于患者心率。虚证以管弦乐为宜，实证以铜管乐为好。

5）辨证施乐法：郁证常见证型有肝气郁结、气郁化火、血行郁滞、气痰互阻、郁损心脾，一般以实证居多，久病伤及心肝脾三脏则属虚证。按五行选曲原则，虚证选用生机勃勃的角调木乐，而实证选用清悠柔和的羽调水乐。对于重度郁证患者，开始应先用凄切悲凉、如泣如诉的羽调乐曲，如《江河水》《胡笳十八拍》《塞上曲》等疏泄郁结之气，继而再选择欢快热烈、朝气逢勃的角调乐曲，如《翠湖春晓》《春辉曲》《满庭芳》等改善情绪。

6）聆听讨论法：本法包括歌曲讨论与编制个人“音乐小传”，尤宜于抑郁障碍的集体治疗。治疗小组的每位患者通过聆听、回忆与讨论敞开心扉，治疗师得以洞悉患者的情感历史，有益于减轻患者的悲苦。由于建立了新的社交关系，有助于患者恢复自信心与自尊心，打断抑郁与人际关系之间的恶性循环，有利于矫正其心理缺陷与人格障碍。

附：典型病例

王××，男，37岁，中学副校长，主因神志颓唐、精神萎靡、情绪消沉、不修边幅4个月于2008年5月4日非急症就诊于医院门诊部。

患者2008年初因爱人英年早逝而痛不欲生，当年夫人不顾家中父母的强烈反对，毅然嫁与当时是一位普通教师的他，婚后夫妻十分恩爱，他因了无后顾之忧而奋发努力，终于当选某重点中学的副校长，但好景不长，不久其夫人因身患乳腺癌而撒手人寰。王先生痛心疾首、肝肠寸断，终至不理发、不洗澡，对同事与邻居不理不睬达数月之久，伴长期失眠，形容憔悴，甚至有轻生念头。患者的家人曾送其去精神病院治疗，初诊为抑郁障碍，经服用新型抗抑郁药氟西汀、马普替林后疗效一般，遂来医院心理治疗室就医。患者否认有精神病家族史。

查体：血压100/60 mmHg，脉搏120次/分，痛苦面容，反应迟钝，心肺（-），肝脾未及，生理反射存在，病理反射（-）。

心理测量EPQ为抑郁质，16PF提示缺乏自信，有较强自卑感，有依赖性和被动性，谨小慎微，缺乏亲密朋友，缺乏社会支持，拟诊为心境障碍抑郁发作。

嘱患者间断改服多塞平与中药归脾丸并实施心理疏泄法、行为指导法、认知疗法、愉悦疗法，音乐疗法，后者包括积极聆听法、音乐催眠法、音乐开郁法，以及中医辨证施乐法。由于患者重度抑郁，开始选用了凄切悲凉、如泣如诉的羽调乐曲《江河水》《胡笳十八拍》疏泄郁结之气，继而聆听欢快热烈、朝气蓬勃的角调乐曲《满庭芳》《翠湖春晓》改善情绪，并辅以诗词疗法，嘱患者反复咏诵唐代大诗人元稹悼亡妻的《遣悲怀》3首，以及宋代大文豪苏东坡悼亡妻的《江城子》，最初王先生热泪盈眶、涕泗滂沱，此时我们不失时机地“塞因塞用，通因通用”，及时实施了升华疗法，让患者体会司马迁在《史记》导言中的名句：“文王拘而演《周易》；仲尼厄而作《春秋》；屈原放逐，乃赋《离骚》；左丘失明，厥有《国语》；孙子膑足，《兵法》修列；不韦迁蜀，世传《吕览》，韩非囚秦，《说难》《孤愤》，《诗书》三百篇，大抵圣贤发愤之所为也”，鼓励患者笑迎厄运，直面人生，勇往直前，终于使此先生逐步振作起来，经 2 个月的心理治疗，患者彻底从痛苦中解脱出来，如今凤凰涅槃，心境已恢复常态，抑郁障碍已荡然无存，随访 2 年，已完全康复。

七、颈椎病（外科）

歌诀

颈椎间盘退行变，神经根型最多见。
无特效药对症疗，牵引理疗自保健。
生活工作行为疗，音乐舒缓肌痉挛。

【注释】

1. 颈椎病是指颈椎间盘退行性变，及其继发性椎间关节退行性变所致脊髓、神经、血管损害而表现的相应症状与体征。临床类型包括神经根型、脊髓型、交感神经根型与椎动脉型 4 型，其中以神经根型发病率最高（50%~60%），主要表现为肩痛并向上肢放射。

2. 目前尚无颈椎病的特效药，所用非甾体抗炎药、肌松药与镇静药均属对症治疗，非手术治疗采用牵引法、推拿按摩、理疗、自我保健法等。

3. 心理疗法也可用于颈椎病，可用行为疗法和音乐疗法。

（1）行为疗法：生活中要注意富钙饮食，食谱要合理，要加强户外活动，延缓骨质疏松的发展；工作中注意改变姿势，常做颈部轻柔活动与上肢运动，促进颈部血液循环；睡眠时枕头高度要适当，要睡平板床。

（2）音乐疗法：音乐可舒缓颈肌痉挛，延缓退行性病变，活跃新陈代谢。音乐疗法主要是实施音乐聆听法。除赏析海顿乐曲外，还应聆听活泼、轻松、欢快、优美的乐曲，如贺绿汀的《牧童短笛》、吕文成的《平湖秋月》，以及彭修文的《瑶族舞曲》等。

八、围绝经期综合征（妇科）

歌诀

女性必经更年期，综合征多身心理。
心理症状有五个，常见忧郁伴哭泣。
端正认知家庭疗，松弛天然辅文体。

【注释】

1. 女性围绝经期又称更年期，是女性必经的生理阶段。围绝经期综合征是指由于女性性腺功能衰退，出现自主神经系统功能紊乱、心血管系统功能紊乱、代谢功能紊乱，以及性功能障碍等一系列综合征，如阵发性发热、出汗、心悸，情绪低落、忧郁焦虑、烦躁易怒，月经停止、水肿肥胖、骨质疏松，外生殖器与乳房萎缩等，也就是说既有生理症状，又有心理症状。

2. 在心理症状上，围绝经期的女性有 5 方面的表现，即忧郁、神经质、烦躁易怒、头痛及窒息感，其中以忧郁最为常见，甚至无故哭泣。

3. 如何对围绝经期综合征患者进行心理治疗呢？主要是进行正言开导、关爱疗法、自我训练、天然疗法，以及娱乐疗法等。

（1）认知疗法：认知疗法本质上属于第二代行为疗法，首先，要努力使每个处于围绝经期的人培养旷达的胸怀，以及豁达的人生观，使他们从容安详地迎接一生自然的生理变化，善于自我宽解，保持乐观情绪，正确处理人际关系（包括与子女的关系）；其次，鼓励他们学习围绝经期心理卫生常识，明确围绝经期的某些生理失调与心理失调都是暂时的，经过一段时间的自身调整，就能达到新的平衡。在心理上要保持镇定自如、解除思想顾虑，不要过分紧张与焦虑。

（2）家庭关爱疗法：本疗法尤宜于围绝经期综合征的女性患者，丈夫对妻子的急躁、多疑、焦虑、易怒等表现应耐心引导与劝慰，要多一些理解沟通与支持，对女性围绝经期的性生理与性心理应有正确的认识，由于围绝经期女性的卵巢功能衰退，体内雌激素水平低下，女性外生殖器萎缩，乳房萎缩下垂，阴道干燥、弹性减弱，约 50% 围绝经期女性可能出现性功能障碍。这一阶段要注意调整性生活的频率和性抚慰时间，适度而和谐的性生活，有利于减轻围绝经期的神经精神症状，有助于心身健康。

人到围绝经期，由于情绪波动，性格变化而感到苦恼、烦躁时，更需要家庭成员的关心、体贴、同情、爱护、照顾、忍让，更需要有一个家庭支持系统！夫妻双方在这一时期更需要相敬如宾、相濡以沫、互敬互爱、互谅互让、风雨同舟、琴瑟和调，共同迎接生命的第二个青春！

（3）自我训练法：可进行自律训练、自我松弛。

（4）大自然疗法：又称天然疗法，包括旅游观景、养花种草、高山疗法、岩洞疗法等。

（5）文体活动疗法：鼓励患者合理安排工作、学习与生活，积极主动地参加文体活动，唱歌跳舞，欣赏音乐，适当参加体育锻炼，坚持晨练，增进生活情趣，保持乐观心态，借以消除其负性情绪，减轻更年期症状。

（6）生物反馈法：如肌电生物反馈与皮温生物反馈疗法也有较好疗效。

（7）行为调节药的使用：行为调节药也属于广义的心理－行为疗法。可针对性地使用一些抗焦虑药如地西泮、艾司唑仑（舒乐安定）、阿普唑仑、氯氮草等；抗抑郁药如丙米嗪、多塞平，谷维素能调整间脑功能，对自主神经失调有一定作用。中药强力脑清素片、逍遥散、甘麦大枣汤也可使用，对于病情较重的患者还可适量使用尼尔雌醇与甲睾酮。

九、遗尿症（儿科）

歌诀

儿童夜间遗尿症，可分器质与功能。
遗传感染家长骂，内向孤独黑暗恐。
安慰鼓励行为疗，综合干预丙米嗪。

【注释】

1. 夜间遗尿症在儿童期较常见。一般来说，5 岁以后如果仍不能在夜间自主控制排尿而出现尿床者，称儿童夜间遗尿症。

2. 儿童遗尿症可分器质性与功能性 2 大类，前者见于脊柱裂或其他脊髓病变，发病低于 10%；后者居多数，是由于大脑皮层与皮层下中枢功能失调所致，发病超过 90%。

3. 遗尿症原因有遗传因素、感染因素与心理社会因素。大脑皮层功能失调、心理、行为、体质、人格及教养不当等方面的障碍是主要原因。

4. 本病患儿在心理上有神经质倾向，性格偏于胆小和自卑，内向与孤独，有较强的依赖性，究其原因，除遗传因素外，还与变换新环境、失去父母的照顾，以及黑暗恐惧、受惊和精神过度紧张有关。

5. 本病的心理疗法如下。

（1）简易精神疗法：坚持接受、支持、保证 3 项原则十分重要，安慰与鼓励十分必要，打骂与惩罚反而加重病情。

（2）家庭疗法：父母要关心、理解患儿，检讨家长既往不恰当的做法，重视亲子沟通，改善亲子关系。

（3）行为疗法：包括建立合理的作息制度、避免疲劳与紧张、晚上少饮水，通过憋尿训练、闹钟惊醒法等借以逐步建立排尿条件反射。

（4）本病应采用综合干预措施，盐酸丙米嗪具有良效，但应辅以行为矫正。

十、酒渣鼻（耳鼻咽喉头颈外科）

歌诀

俗称酒糟红鼻头，中年好发多事秋。
精神心理最重要，性格腼腆温顺柔。
心理疗法有三条，行为矫正乐悠悠。

【注释】

1. 酒渣鼻又称酒糟鼻，俗称红鼻头，是发生于鼻、面中部，以红斑、丘疹及毛细血管扩张为主要表现的慢性疾病，多见于中年期，病因尚不明了，可能与精神心理因素、颜面血管运动神经功能失调、胃肠功能紊乱、内分泌失调、蠕形螨虫感染等有关，其中精神心理状态是最重要的因素之一。

2. EPQ 提示本病患者内倾个性，性格温顺、腼腆，男性常带有几分女性气质，恬静寡合并喜欢一人独乐。

3. 心理疗法有 3 条，具体如下。

（1）行为指导法：①生活应有规律，注意劳逸结合；②禁酒、浓茶、浓咖啡及辣椒等刺激性调料；③保持大便通畅；④避免长时间日光照射；⑤避免局部过冷、过热的刺激。

（2）行为矫正法：培养外向型人格，超越自卑，积极上进，多参加集体活动，消除腼腆、羞涩状态与自卑感、罪恶感。

（3）音乐疗法：由于音乐影响人的个性，有助于塑造良好的行为，故音乐疗法完全可用来矫正酒渣鼻患者的自卑心理与不安型人格，主要是聆听贝多芬的第三、第五、第九交响曲、老约翰·施特劳斯的《拉德斯基进行曲》、小约翰·施特劳斯的《蓝色的多瑙河》，以及广东音乐《旱天雷》《步步高》等。

十一、复发性口疮（口腔科）

歌诀

本病复发又自限，心理应激最关联。
局部消炎镇痛药，全身免疫调整先。
缓解紧张音乐疗，渐进反思行为变。

【注释】

1. 复发性口疮又称复发性口腔溃疡，本病周期性复发但又有自限性，是口腔黏膜病中最常见的溃疡类疾病，为孤立、圆性或椭圆形的浅表溃疡，好发于唇、颊、舌等处，具有明显的灼痛感。

本病病因复杂，发病因素包括免疫因素、遗传因素、疾病因素与环境因素等，环境因素又包括心理环境、生活工作环境、社会环境等。在众多因素中，心理应激关系最为密切。研究显示，本病在紧张、失眠、劳累的患者中发生率增高；患者的负性情绪及低社会价值评分与本病的发病呈正相关。此外，患者常有明显心理疾患如慢性焦虑、癔症、强迫症、疑病症和偏执，神经质个性特征的人易患复发性口疮。

2. 局部用药有 4 类。

（1）消炎类：①药膜剂，如地塞米松双层黏贴片、口腔溃疡膜；②软膏剂，如曲安西龙软膏；③含漱液，如 3% 复方硼酸液、醋酸氯己定、复方氯己定含漱液；④含片，如溶菌酶片、西地碘片；⑤散剂，如复方皮质散。

（2）镇痛类：① 0.5% 盐酸达克罗宁液；② 2% 利多卡因液。

（3）腐蚀药：① 10% 硝酸银溶液；② 95% 乙醇溶液。

（4）局部封闭：如口疮持久不愈或疼痛明显者，可用曲安奈德、泼尼松龙、1% 普鲁卡因局部浸润。

3. 全身治疗主要是调整免疫。

（1）针对消化系统疾病的治疗，如消化性溃疡、溃疡性结肠炎、肝炎、肝硬化等。

（2）针对内分泌系统疾病的治疗，如糖尿病、月经紊乱等。

（3）应用糖皮质激素与其他免疫抑制剂，如泼尼松、地塞米松、氨甲蝶呤、硫唑嘌呤等。

（4）应用免疫增强剂如左旋咪唑、丙种球蛋白等。

（5）应用五素即激素、抗生素、维生素、微量元素与谷维素（稳定情绪）。

4. 心理疗法如下。

（1）音乐疗法：音乐治疗是缓解紧张的有效方法，主要采用自主训练合背景音乐法与生物反馈合背景音乐法。背景音乐应选择优美动听、轻松舒缓的乐曲。此外，积极聆听法也是主要的治疗方法之一，包括聆听以下乐曲：①美国冥想音乐中的《东方安宁》《让紧张消失》等；②日本系列的治疗音乐，包括心理发声系列与《听药》音乐治疗系列。心理发声系列包括心理和身体放松曲目如《日落时分》《海滨》《仙境》《往日时光》，以及催人奋进的音乐曲目如《希望之歌》《旋转》《太空计划》《巴赫主题变奏曲》等；《听药》音乐治疗系列包括稳定精神的曲目如《平静》、恢复活力的曲目、缓解应激反应的曲目。

（2）渐进放松疗法：本疗法简便易行，要点如下。

1）在安静的环境中，被试者采取放松的坐位和卧位，做 3 次深呼吸，每次呼吸持续 5~7 s。然后按指导语以及规定程序进行肌肉的“收缩—放松”对照训练，每次肌肉收缩 5~10 s，然后放松 30~40 s，每次训练 20~30 min。

2）被试者紧握右手，慢慢从 1 数到 5，然后迅速松手，特别要注意放松感，然后再重复一次。

3）某一肌群放松后，再转换另一组肌群，其顺序为左手、双臂、头颈部、肩部、胸部、背部、腹部、大腿、小腿、足部。

4）经过反复训练，使被试者通过回忆放松感觉就能自动放松全身，以后被试者凭着对放松感觉的把握、通过条件反射使自己放松。

（3）服用行为调节药：如地西泮、谷维素等。

第十二章
患者心理与医患关系

第一节　患者心理

一、患者概念与患者角色

歌诀

患者概念理解全，躯体心理主客观。
患者角色四特点，义务一条责任三。
角色变化六情况，冲突缺适异强减。

【注释】

1. 对“患者”一词要全面理解。不同时期有不同的理解，传统上把有求医行为或处在医疗中的人称为患者，但并非所有患病者都看医生，同时有求医行为的人也未必一定是患者。另外，某些疾病如龋齿、皮肤病患者不认为自己有病，而社会上也没有把他们看作患者。此外，诈病者求诊，临床上常将其误列为患者。目前患多种心理障碍者很少向心理医生求治，但他们也是患者。

2. 当前，医学模式已由传统的生物医学模式转变为新型的生物－心理－社会医学模式，新医学模式及大卫生观日益深入人心。如今对“患者”概念的全面理解应该是：患有各种躯体病或心理障碍、神经精神障碍的人，具有客观组织器官结构、功能和生化改变或主观性病感，以及社会功能异常者，不论求医与否，均统称为患者。

3. 患者角色又称患者身份，是以社会角色为基础的，每一种社会角色都有一定特征。患者角色具有4个特点：1项义务、3种责任。义务指接受必要的帮助和照料；3种责任指减免平素的社会责任、恢复健康的责任，以及寻求医疗帮助的责任（表12-1-1）。

4. 一个人患病后，角色行为会发生变化，常见有6种情况：角色行为冲突、缺如、适应、减退、强化、异常（表12-1-1）。

（1）角色行为冲突：指患者角色要求与平日行为发生冲突，患者常有挫折感，感到茫然、愤怒、焦虑、烦躁。

（2）角色行为缺如：实质是否认心理防卫机制，导致患者不易与医护人员合作。

（3）角色行为适应：指患者逐渐进入角色，从而较冷静而客观，遵医嘱，采取必要的措施。

（4）角色行为异常：属于角色适应中的一种异常类型，患者无法承受患病事实或不治之症的压力，表现为悲观、绝望、冷漠甚至自杀。

（5）角色行为强化：指随着病情好转，患者行为向正常角色转化。

（6）角色行为减退指由于社会角色的吸引，可使患者走出患者角色，承担社会角色的责任和义务，这常会使患者病情加重。

表 12-1-1　患者角色的特点及变化

项目	内容
角色特点	义务：接受必要的帮助和照料 责任：减免平素的社会责任、恢复健康的责任、寻求医疗帮助的责任
角色变化	冲突、缺如、适应、减退、强化、异常

二、患者的求医行为

歌诀

求医主被动两分，影响求医三主因。
首要主观自感受，症状质量敏耐性。
心理社会各方面，认识经济家务等。

【注释】

1. 患者求医行为按其态度分为主动与被动 2 类。

2. 影响求医行为的因素不外 3 个方面，对疾病或症状的主观感受、症状质和量的影响，以及心理社会因素的影响。

3. 患者的主观感受常是决定其行为的首要与重要因素。认知上的差异或心理耐受程度的不同，患者对所患疾病的看法可能正确，也可能误解甚至歪曲，这些都会影响患者的求医行为。

4. 症状的质指疾病的损伤与预后，症状的量指出现频度是常见还是少见，二者都影响求医行为。

5. 只靠症状体验决定求医行为并不太可靠，这是因为个体对症状的敏感性与耐受性不同：有些人对症状非常敏感或耐受性弱，即使症状轻微，也惶惶不可终日，四处求医；有些人对症状不敏感或耐受性强，往往容易忽视症状的危险性，等意识到就医的必要性时，病情已非常严重、难以逆转了。

6. 心理社会因素也影响求医行为，如知识水平低，对病情严重性缺乏认识；经济窘迫，囊中羞涩；家务重、工作忙或交通不便等。

三、患者的心理需要

歌诀

获得接纳与尊重，渴望融洽并沟通。
关心诊疗新信息，安全需要贯始终。
上述需要主四种，不能满足损心身。

【注释】

1. 患者作为一个受疾病困扰的特殊群体，其心理需要除一般人所共有的外，尚有不同于正常人的需要，即接纳的需要、尊重的需要、提供诊疗信息的需要，以及安全的需要。接纳的需要指患者能得到及时的诊治、入院及病友沟通，以及相互关系融洽等。尊重需要指患者希望得到一视同仁的关照，感觉有存在价值。

2. 患者对于疾病诊疗的信息尤为关心，故应及时向患者介绍诊断和治疗的安排，疾病的进展和预后，以便减轻患者的担心和焦虑，使其心境平稳，积极主动配合治疗。

3. 安全需要对患者来说是最基本的需要，也是贯穿始终的需要，但患者的不安全感始终存在，这是因为疾病检查与治疗总是有一定的探索性甚至危险性，因此，一方面，医务人员要尽可能地提供安全、稳定、宁静、有序的医疗环境和措施；另一方面，医务人员良好的个性、医疗作风与医患关系也能满足患者安全感的需要。

4. 上述患者的 4 种需要常以各种形式反映出来，若不能满足，则不利于患者心身健康，患者或者表示不满，或者违反医嘱与院规，甚至与医务人员发生冲突与对抗。

四、患者的心理社会问题及干预

（一）门诊与急诊患者的心理问题

歌诀

门诊患者希及时，诊断明确妥善治。
急诊反应更强烈，情绪休克焦惧日。
行为退化激惹高，医应沉着与机智。

【注释】

1. 门诊患者量相当大，医务人员必须了解其心理需求，门诊患者的心理需求主要有2条，一是希望及时就诊，明确诊断；二是希望得到妥善治疗。

2. 急诊患者心理反应更强烈，多表现出焦虑、恐惧和不安，甚至出现情绪性“休克”，表现为冷漠、无主诉。对于急诊患者，积极、快速、有序投入抢救，可减轻或消除其紧张心理。

3. 突然降临的伤病，常造成患者行为退化、情感幼稚，表现为乱发脾气、激惹性增高，医务人员对此要正确引导，耐心护理，沉着机智地救治患者。

（二）住院患者的心理问题

歌诀

标志疾病较严重，不同程度应激生。
环境变更处被动，焦虑孤独应沟通。
生活单调不适应，角色中止失认同。

【注释】

（1）患者住院往往说明其疾病较严重，处于不同程度的心理应激状态。住院患者主要有3个方面的心理问题，即环境突变、生活方式不适应，以及工作及家庭生活中断。

（2）患者住院后进入陌生的病房环境，环境的变化足以使患者焦虑和孤独，处在被动状态。医务人员应多与住院患者沟通，消除其负性心理。

（3）住院后患者对生活方式不适应，常会感到生活单调，易致烦闷和不安。

（4）住院后患者的工作与家庭生活暂时中断，中止原来的社会角色，易产生自我认同迷失，给患者带来心理压力，易产生焦虑和烦闷心态。

趣味理解法

门2院3：门诊患者的心理问题有2条，住院患者则主要有3条（表12-1-2）。

表12-1-2　门诊与住院患者的心理问题

门诊患者	住院患者
及时就诊	环境突变、焦虑、孤独
妥善治疗	生活方式不适应、烦闷不安
	原社会角色中止，产生自我认同迷失

（三）手术患者的心理问题及干预

歌诀

一般心理压力冲，渴望绝望缠绕萦。
术前焦虑“趋避”中，现身说法惧减轻。
术后抑郁疼痛敏，广泛支持干预综。

【注释】

1. 手术患者的心理问题有一般心理问题，术前心理与术后心理问题。一般心理问题主要是患者感到心理压力大（太冲），担心手术意外。求生欲望使他们渴望找到一位技术高明的医师，有些患者因病情严重，感到绝望而拒绝手术，对此要多做心理疏导工作。

2. 由于手术都具有一定风险和不可预期性，患者既想通过手术彻底解决病根，又担心会有生命危险，术前患者常陷入“趋—避”冲突之中。

3. 术前应做好心理准备，尤其是请已成功手术和术后迅速恢复的患者现身说法，可有效减轻待手术患者对手术的异常恐惧，化解无影灯下的刀光、剪影、钳声。

4. 医师应对患者术后出现的各种实际问题，如疼痛及患者的术后恢复状态保持敏感性。疼痛持续时间长的患者要考虑术后抑郁或心理退化，后者会使其伤口愈合减慢、手术恢复不良。

5. 一些特殊手术，如截肢、脏器切除等，可导致患者出现缺陷心理、羞怯心理，精神负担重，有的患者会出现幻肢痛，这些患者更需要广泛的社会支持和综合干预。

6. 幻肢痛属于心因性疼痛的一种典型表现。它是指肢体被截除多年后，患者觉得截肢仍然存在，且有麻木感、发热感、刀割样疼痛感。一般约 1/3 的肢体切除者具有这种奇怪的症状，且不随时间的流逝而消失，另外，传统治疗疼痛的方法对幻肢痛基本无效。为什么一个生理上已不存在的肢体仍会让截肢者有疼痛感呢？显然是源于截肢者对失去肢体的情感，即这种怪症是一种经验感，是由于对截肢的关心和记忆触发了相关大脑感觉皮质的神经活动，这就激发了对缺失肢体主观上的疼痛感。幻肢痛应用镇痛药无效，必须采用多种心理疗法综合治疗才能奏效。

手术患者的心理问题见表 12-1-3。

表 12-1-3 手术患者的心理问题

一般心理问题	术前患者	术后患者
心理压力大	焦虑	术后抑郁使疼痛时间延长
渴望高明的医师	“趋—避”冲突中	角色退化使手术恢复不良
病情较重者常有绝望心理		

第二节 医患关系

一、医患关系及其意义

歌诀

人际形成关两层，社会认知吸引论。
医患关系特殊型，特征有三两中心。
作用意义三体现，恢复健康好途径。

【注释】

1. 人际关系是在社会交往过程中形成的，建立在个人情感基础上的人与人之间相互吸引与排斥的关系，其形成与社会认知和人际吸引 2 个方面有关。

2. 社会认知是人际关系建立的基础，通过对他人的认知形成印象，产生首因效应（第一印象）、近因效应（最新信息），以及晕轮效应（良好刻板印象）。人际吸引是人际交往的前提，产生原因不外六性，即相近性、相似性、互补性、相悦性、仪表性与敬仰性。

3. 医患关系是一种特殊的人际关系，具有 3 个特征和 2 个中心。3 个特征：①以医疗活动为中心，以维护患者健康为目的；②是一种帮助性的人际关系，医护人员处于帮助者地位；③是以患者为中心的人际关系。2 个中心：①以医疗活动为中心；②以患者为中心。

4. 良好医患关系的作用和意义主要体现在 3 个方面。①促进患者心理健康，是社会适应的必经途径；②提高患者遵医嘱的依从性，是医疗活动顺利开展的前提；③调节患者的心理状态，有利于健康的恢复。

医患关系的特征及意义见表 12-2-1。

表 12-2-1　医患关系的特征及意义

医患关系的特征	医患关系的意义
以医疗活动为中心，以维护健康为目的	促进患者心理健康和社会适应的必经途径
是一种帮助性的人际关系	医疗活动顺利开展的前提
以患者为中心	调解患者心理状态，有利于健康恢复

二、医患关系模式

歌诀

模式综合有三种，最常主动被动型。
指导合作弱单向，主要用于急重病。
共同参与双向性，慢病医疗过程中。

【注释】

1. 医患关系模式根据各自心理方位、主动性及感受不同，可分为 3 种基本模式，即主动 - 被动型、指导 - 合作型与共同参与型。

2. 3 种模式以主动 - 被动型最常见，这是一种单向性、以生物医学为主导的模式，其特征为医师占主导地位，主要存在于昏迷、休克、全身麻醉、严重创伤及精神障碍患者的医疗过程中。

3. 第二种类型称指导－合作型，这是一种微弱单向，以生物－心理－社会模式为指导思想的模式，其特征是医师仍占主导地位，但医患双方都主动，这种模式主要存在于急重症患者的医疗过程中。

4. 第三种类型是共同参与型，这是一种双向性以生物－心理－社会医学模式及健康为中心的模式，其特征为医患双方关系建立在平等地位，主要存在于慢性病的医疗过程中。

医患模式的 3 种基本模式的比较见表 12-2-2。

表 12-2-2　医患模式的 3 种基本模式的比较

医患模式	概念	特征	临床意义
主动－被动型	最常见、单向性，为传统医学模式为主导的模式	医师占主导地位	存在于昏迷、休克、全身麻醉、严重创伤及精神障碍患者的医疗过程中
指导－合作型	微弱单向，以医学新模式为指导的模式	医师仍占主导地位，但医患双方都主动	存在于急重症患者的医疗过程中
共同参与型	双向性，以医学新模式及健康为中心模式	医患双方关系平等	存在于慢性病的医疗过程中

三、临床医学中的人际交往

歌诀

交往信息流过程，言语与非主两种。
前者交谈五技巧，原则尊馈针对性。
后者又有动静态，目光距离三表情。

【注释】

1. 交往过程是医患关系交流的过程，是在医患之间进行信息编码、发送、接收、解码和反馈的过程，也是双方心理满足的过程。在这个过程中，任何一个环节出现问题，都会导致交往偏差或失败。

2. 交往过程主要包括言语交往和非言语交往 2 种方式。

3. 言语交往指以口头语言为目的交往方式。其中交谈是医患间最主要交往方式。交谈 5 种技巧指注意倾听、体会患者的感受、善于引导、恰当反应、抓住主题。

4. 交谈三原则指尊重患者、及时反馈，以及针对性强。

5. 非言语交往也占重要地位，包括动态与静态 2 种。动态主要包括面部表情、身段表情与语调表情，以及人际距离与朝向；静态包括衣着打扮、环境信息等。

（1）面部表情：包括眼、嘴、面部肌肉的变化，它既是获得病情变化的重要信息来源，同时也是患者了解医师心灵的窗口。

（2）身段表情：是身体各部分的姿势动作或称身体语言，例如，医师对患者友善点头，患者会顿感温馨，安全感也油然而生。

（3）语调表情：能传递言语以外的深刻含义，也是重要的非言语交流手段。

6. 人际距离在交往初期十分重要，直接影响继续交往的程度。人际距离一般分 4 种：① 0.5 m 之内提示亲密；②朋友之间 0.5~1.2 m；社交距离 1.2~3.5 m；公众距离 3.5~7 m。医师对特殊患者如孤独自怜患者、老年患者和儿童等，应适当缩短人际距离，以促进情感沟通。

7. 目光接触属于动态表情范畴，既可高效表达与传递自己的情感，也可揭示个性心理特征，是非言语交往中的主要信息渠道。

临床人际交往小结见图 12-2-1。

- 临床人际交往
  - 言语交往
    - 书面（少）
    - 交谈
      - 三原则
      - 五技巧
  - 非语言交往
    - 动态
      - 三表情
      - 人际四距离
    - 静态
      - 衣着打扮
      - 环境信息

图 12-2-1 临床人际交往

第十三章
中医学中的心理学思想及其临床应用

第一节　中医心理学的源流与沿革

歌诀

中医心理学思想，源远流长应发扬。
四象五志与七情，两仪五态可测量。
理论实践具特色，世界心理第一乡。

【注释】

1. 中医关于医学心理学的思想源远流远。早在两千多年前的春秋战国时期,《黄帝内经》一书就记载了相当丰富的医学心理学内容，如心主神明论、五脏情志论、阴阳二十五人分类，以及根据五行相胜理论提出的情志相胜疗法的原理等。后世历代中医名家都在此基础上，从基本理论到医疗实践不断丰富与发展了中医心理学思想。

2. 中医心理学实用有效，别具一格，丰富与充实了医学心理学的内涵，应该薪火相传，发扬光大。

3.《易经》说："易有太极，是生两仪，两仪生四象，四象生八卦。"一阴一阳为两仪；水火风土一共 4 个，称为四象；五志是指神魂魄意志，五态指太阳、少阳、太阴、少阴，以及阴阳和平之人；七情指喜、怒、忧、思、悲、恐、惊。

4. 近年来，中医心理学思想又有了长足进步，并涌现了一批中医心理学专著，此外还编制了一些心理测量表，如“五态性格测量表”“阴阳性格问卷”“七情问卷”“水火四象人格问卷”等，前不久，中医界还在全国范围内进行了五态（太阳、少阳、太阴、少阴、阴阳和平之人）性格的调查。

5. 中医心理学以中医理论为基础，以东方哲学为核心，在理论和实践上都熠熠生辉，形成了独具特色的理论体系和实践模式。

6. 美国心理学家墨菲说过，世界心理学的第一故乡是中国。

第二节　中医五神脏理论蕴含的心理学思想

歌诀

藏象学说乃核心，五脏藏神主内容。
对应神魂魄意志，四种情绪早雏形。
心身医学亦契合，异曲同工应激论。

【注释】

1. 藏象学说是中医学基础理论的核心，是中医辨证论治的基础。

2. 藏象学说源于《黄帝内经（后简称《内经》)，其中,《素问·六节藏象论篇》系统提出了五神脏理论与藏象五志说,《灵枢·卫气》认为：脏者，藏也，五脏者，所以藏精神魂魄者也。

3. 藏象学说的一个重要内容是五脏藏神。《素问·三部九候论》称五脏为五神脏,《素问·阴阳应象大论》进一步说明五神脏的内容是“心藏神、肺藏魄、肝藏魂、脾藏意、肾藏志”，五神脏在这里与五志相通，中医所说五志是指神魂魄意志，正如张志聪所说：“志者，精神、魂魄、志意。”

中医所谓“神”，广义讲是指人体生命活动，狭义就是指人的精神意识与思维活动；“魂”属神的一个活动方面,“随神往来者谓之魂”,“肝藏血、血舍魂”,“肝者、罢极之本，魂之居也”，而“肝主谋略，性喜条达”，可见魂主要表现为情志活动；“魄”指人的本能及一些感知过程，张景岳说“魄之为用，能动能作，痛痒由之而觉也”，王冰在注释《黄帝内经》“肺藏魄”之说时，认为“并精而出入者谓之魄”，魄乃精气之匡佐也；“意”含义有三：一记忆二思维三推测，脾藏意、脾主思，意主要指思考记忆能力；“志”指意志过程，指精神活动中能使精力集中的能力，志还有记忆之意，肾藏志,“肾盛怒而不止则伤志，志伤则喜忘其前言”。总之，五神脏实际上把特定心理情志活动的产生归属于特定脏腑，五脏不同的功能直接决定着情志活动，而情志活动也反映了各脏功能情况，因此，临证时可根据神的活动现象而判断病变所在脏腑。

4. 情绪心理学是现代心理学的重要组成部分。所谓情绪是指不同于认知或意志的精神上的情感或感情，人的基本情绪有快乐、愤怒、恐惧和悲哀 4 种，在此基础上可派出许多复杂的情绪，而《黄帝内经》早就指出“人有五脏化五气，以生喜怒忧思恐”(《素问·天元纪大论》)。这说明早在《黄帝内经》时代，中医对情感的概括及分类都有较高水平，五神脏强调的恰恰是现代情绪心理学的 4 种基本情绪，而且要比美国心理学家威廉·詹姆斯(Willian James)和丹麦生理学家卡尔·朗格(Carl Lange)的情绪外周说足足早了 2500 年。

5. 五神脏理论与现代心身医学基本理论雷同契合。中医早就认识到疾病的发生与情绪有关，认为“怒伤肝、喜伤心、思伤脾、悲伤肺、恐伤肾”，这就成为现代心身医学理论的最早雏形，说明中医对心身病早有认识。

心身医学是20世纪30年代崛起的一门跨边缘学科，它是随着医学模式的转变(从生理模式转化为生物、心理、社会模式)应运而生的一个新领域。心身疾病指主要由心理因素引起的躯体疾病，据初步统计，心身疾病约占人类所有疾病的1/3，内外妇儿、神经科、皮肤科、口腔科、耳鼻咽喉头颈外科、眼科，临床各科都有心身病，经典七大心身病是指原发性高血压、冠心病、支气管哮喘、消化性溃疡、糖尿病、类风湿关节炎与偏头痛。

心身疾病的治疗包括简易精神疗法、生物反馈疗法、催眠暗示疗法、森田与内观疗法、艺术疗法等，实际上中医对心身病早就有深刻的认识，在理法方药诸方面都是自成系统，有些疗法新颖奇特、别具一格，闪耀着东方灿烂文化的特色，特别值得一提的是情志相胜疗法，根据五神脏理论，《黄帝内经》发挥为“悲胜怒、恐胜喜、怒胜思、喜胜忧、思胜恐”，元代名医朱丹溪据此演绎为“活套疗法”，即“悲可以治怒，以恻怆苦怖之言感受之；喜可以治悲，以欢乐戏谑之言娱之；恐可以治喜，以祸起仓卒之言怖之；思可以治恐，以虑此彼之言夺之；怒可以治思，以污辱欺罔之言触之”。情志相胜疗法是中医独特的心理疗法，其机制在于情志生于五脏，而五脏存在克胜关系，所以情志之间也存在着克胜关系，《黄帝内经》此说对后世影响很大，《医方考》说：“情志过极，非药可愈，须以情胜，《内经》一言，百代宗之，是无形之药也。”这种情志交互抑制的心理疗法要比沃泊(Wolpe)1985提出的《交互抑制疗法》早了两千多年。

6. 五神脏理论与现代应激理论异曲同工。加拿大医师塞里(Selye)博士在20世纪30年代发表了人体应激学说，认为应激是对出乎意料的紧张情况引起的情绪状态，是机体对外来侵袭所引起的一种非特异反应。Selye 认为应激反应可分为警告期、抵抗期与衰竭期 3 期。警告期是应激源作用于机体的直接反应，表现为反射性心理生理变化、激素分泌增加；抵抗期表现为普遍性适应综合征、激素水平保持恒定；如果许多应激源作用于机体或一个应激源反复刺激机体，就会产生应激积累而导致全身衰竭甚至危及生命，这就是所谓的衰竭期。而七情过极之所以致病，一是由于刺激量过大，二是由于刺激持续时间过长，前者如狂喜、暴怒、大恐、骤惊等勃发性的应激状态，后者如持续恶劣的心境，“忧虑焦心，疾乃成积”。《素问·疏五过论》说的好：“暴怒伤阴、暴喜伤阳”，这是因为“乐大甚则阳溢，哀大甚则阴损”，阴阳变则心气动，心气动则精神散而邪气及，喜怒不节，阴阳气伤，精神乃散，神不内守，正气受损，邪气易干。

应当指出的是，藏象是征象、现象、意象、法象，不仅是一个解剖学的概念，更重要的是一个生理、病理、心理学概念，类似于控制论的概念单元，它是一个全息系统模型，充满了唯物论与辩证法，这是一种立足整体、统筹全局、高屋建瓴，使部分与整体辩证统一的科学方法，这也是中医进行系统研究的优越性，而五神脏独特的科学理论，端赖这种整体研究之功。

按照现代心理学的观点，心理是人脑的功能，心理活动是三脑一体（网状结构、边缘系统和大脑皮质密切联系）活动体系，其中介是神经内分泌系统，而这又与脏器多功能说合拍。藏象多功能特点是中医五神脏的另一层内涵，中医认为五脏功能各有五：肝主藏血、主疏泄、主谋虑、主筋、主目；肺主气，主宣发与肃降、通调水道、主皮毛、主声、主鼻；脾主运化、主统血、主肌肉、主四肢、主口；肾主水液、主纳气、主骨、主生殖发育、主耳；心主阳气、主血脉、主神明、主汗液、主舌（表 13-2-1）。近年来，医学科学的迅猛发展，充分证明了脏器的多功能，现已证明，肺、肾、心脏、胃肠都是内分泌器官，而胃肠道被公认为人体内最大的内分泌器官。

应激所致疾病，主要应用交感神经系统的缓冲剂，如 α 受体拮抗剂哌唑嗪、酚妥拉明，以及 β 受体拮抗剂普萘洛尔、阿替洛尔等加以治疗，辅以运动疗法、沉思疗法、自我松弛疗法等，中医根据五神脏理论另辟蹊径，应用逍遥散、越鞠丸、小柴胡汤、大承气汤、养血归脾丸、甘麦大枣汤等调理五脏的方剂，获得了良好的效果，丰富了治疗应激性疾病的“武库”！

总之,《内经》五神脏理论具有重要的学术价值和巨大的临床实践意义，正如一代名医张锡纯所说，其光华流露，如日月经天，其博大精深，如江河行地。但事物总是不断发展的，永远没有止境，五神脏理论也需要进一步探赜索引、整理提高、充实完善，发扬光大。

表 13-2-1　中医藏象理论

藏象	天象	体象	病象
心藏神	方位南，季节夏	心主阳气、主血脉、主神明、主汗液、主舌	病位胸前，病证憋闷
肝藏魂	方位东，季节春	肝主藏血、主疏泄、主谋虑、主筋、主目	病位胸胁，病证胀痛
脾藏意	方位居中，季节长夏	脾主运化、主统血、主肌肉、主四肢、主口	病位心口，病证呕呃
肺藏魄	方位西，季节秋	肺主气、主宣发与肃降、通调水道、主皮毛、主声主鼻	病位胸背，病证咳喘
肾藏志	方位北，季节冬	肾主水液、主纳气、主骨、主生殖发育、主耳	病位腰股，病证癃闭

第三节　中医心理诊断

歌诀

望闻问切四诊参，心理诊断“理”亦然。
望神观形辨语音，十问脉象证候关。
神志情志睡眠症，辨析心脾肾肝胆。

【注释】

1. 疾病是人体内在生理、心理活动的异常，“有诸内者，必形诸外”，这是中医诊断的基本原理，心理诊断原理也是如此，通过望闻问切四诊，就可获得心理诊断所需要的资料。

2. 医师运用视觉对患者进行神、色、形态的观察，借以推断疾病的方法称望诊，从心理诊断角度来看，望诊重点在于望神，“得神者昌，失神者亡”。望形态主要包括观察患者形体和动静的两个方面，关键在于留意心神存亡：①形体的壮弱、胖瘦与情绪、人格有一定联系；②患者动静姿态也是望诊心理诊断内容之一。喜动者，多属阳性人格，情绪易冲动，多兴奋或易颓唐；喜静者多属阴性人格，情绪深沉而持久，易伤感与忧思。

3. 闻诊包括听声音和嗅气味 2 个方面，其中辨语音是诊察心理证候的重要方面。因为语音直接反映人的情境，比如愤怒时声音高叫，悲伤时则哭泣，抑郁时语音低沉无力等。中医学中还有一些专门术语如谵语、狂言、独语、郑声、错语等，都是具有特定病理的异常声音。

4. 问诊在心理诊断上也十分重要，中医有所谓十问歌：“一问寒热二问汗，三问饮食四问便，五问头身六胸腹，七聋八渴俱当辨，九问旧病十问因，再兼服药参机变，妇人尤必问经期，小儿当问麻疹斑。”通过详细询问，全面掌握病情资料，搞清各方面材料与心理证候间的关系，如个性特征、家庭气氛、人际关系、居住环境、遭遇应激等都是不可忽视的致病因素。

5. 自古以来脉诊就是诊察人的证候不可或缺的方法。人的情绪情感对脉象有较大影响，兴奋激动时脉象变数快，情绪低落时脉象迟涩，恐怖时脉形如丝细小无力，羞愧时脉虚浮（表 13-3-1）。此外，脉象在诊断心身病过程中具有重要价值，脉象结合心理病机还有助于判断疾病预后。

6. 心理症状是患者自觉有心理异常的痛苦感觉，如神志症状、情志症状与睡眠症状。

（1）神志症状应辨析神昏、发狂、健忘。神昏多为热入心包，发狂多为肝胆气郁化火，健忘多属劳伤心脾。

（2）情志症状应辨析易怒、善悲。易怒多是肝气上逆；善悲多见心脾气虚。

（3）睡眠症状应辨析不寐、多梦。不寐常为心肾不济；多梦多属心胆气虚。

表 13-3-1　七情脉象一览

七情	脉象	脉说
喜	数	兴奋激动时，脉象变数（快）
怒	弦	愤怒伤肝，脉来弦急
忧	涩	忧伤肺，则脉沉涩
思	结	思伤脾，脉来结滞
悲	紧	悲哀，则脉短紧促
恐	沉	恐伤肾，脉沉弱如丝，细小无力
惊	动	惊伤胆，脉来摇动

第四节　常用的中医心理疗法

歌诀

常用疗法十四种，实用有效自系统。
开拓“心疗”新途径，丰富内涵新内容。
归纳总结三方面，一般特殊与专门。

【注释】

1. 常用的中医心理疗法约有 14 种，即中医疏导－心理疏泄法、中医暗示疗法、中医行为疗法、中医松弛疗法（默坐澄心法）、中医娱乐疗法、中医圆梦疗法、中医情志相胜疗法、中医易地疗法、中医自然疗法、中医解除心因疗法、气功（营养功）吐纳疗法、激情刺激疗法、点穴催眠疗法、调欲疗法。

（1）中医疏导－心理疏泄法：包括中医正言开导法与中药疏理开泄法。言语开导是一种最典型、最基本的心理治疗方法，旨在使患者明达事理，解除病本。中医认为开导患者，争取患者的信任与合作非常重要，内经《黄帝内经·素问》有这样一段话：“人之情，莫不恶死而乐生，告之以其败，语之以其善，导之以其所便，开之以其所苦，虽有无道之人，岂有不听者乎？”这里的告之、语之、导之、开之就是所谓正言开导法。《汉书·昭明文选·七发》的作者枚乘还介绍了一个医心病的医案，说的是楚太子骄恣纵欲，病势沉重，但医师并未用任何药物，只是以要言妙道劝导太子，终于使太子幡然悔悟，疾病霍然而愈。清代医师赵晴初也说过：“无情草木不能治有情病，难治之人，难治之病，须凭三寸不烂之舌以治之。”看来，正言开导法对多种心身病都有良效，甚至包括一些疑难病例。

地西泮、丙米嗪等抗焦虑药、抗抑郁药的使用也是心理治疗的一部分。在中药方面，对应的疏理开泄药、情感调整药与方剂很多，常用的有逍遥散、越鞠丸、小柴胡汤、四逆散、大承气汤、白虎汤、栀子豉汤、六味地黄丸、归脾汤、四君子汤与四物汤、四七汤、小定志丸、菖蒲益智丸、甘麦大枣汤等。其中，逍遥散是治疗心身病应用最广泛的一个方剂，小柴胡汤尤其适用于感知失常、情志失调的心身病，六味地黄丸则对肾精亏损的心身疾病有良效。

中医疏导－心理疏泄法是与时俱进的，如今我国的心身医学家将其发扬光大，引进了系统论、信息论、控制论等现代科学方法，使其成为临床心理治疗中最受欢迎的基本方法之一。具体实施分为3个阶段，即疏通阶段、矫正阶段和引导阶段。

1）疏通阶段：首先要营造良好的疏导环境，激发患者的求治愿望与自信心，使其领悟到心病还需将心医的道理。

2）矫正阶段：利用厌恶条件反射原理，破坏习得的病理心理行为模式，并进行正言开导。

3）引导阶段：建立正常的心理与行为的良好条件反射，巩固正常的心理动力定型，本阶段需要反复进行，最好能将患者的心理冲突导向升华境界。

（2）中医暗示疗法：暗示疗法是利用语言和非语言手段引导患者被动接受医师意愿而达到治疗疾病目的的一种方法。暗示可分为自我暗示和他暗示两类，自我暗示有自觉与不自觉之分，他暗示分为医生暗示与环境暗示2种，中医学中有许多应用他暗示成功地治愈疾病的案例，《名医类案》中有这样一个病例，说的是一个夜半醉醒的人口渴难忍，一时又找不到饮水，就将门前石槽中的积水喝了许多，第二天醒来后发现槽中有许多小红虫，从此得了“瘘隔症”，而且久治不愈。后来有位医师用红线与巴豆制成丸剂，令这位患者暗室吞服，泻出了“小红虫”并让其亲眼看到，很快病就好了。他暗示也可来自自然环境，吴师机说过：“人之病也，看花解闷，听曲消愁，有胜于服药者也，人无自不在外治调摄中。”这说明外环境产生的良好暗示也可治疗心身病！

（3）中医行为疗法：行为疗法是一类以条件反射为原理、以学习理论为根据、以行为主义为指导，与精神分析相对立的新型心理疗法。行为疗法的内容涉及患者的7个方面，即行为、情感、感觉、意志、认识、人际关系与药物。常用的行为疗法包括行为调整法、行为塑造法、系统脱敏法、默想松弛法、厌恶反射法、奖励惩罚法、满灌暴露法、生物反馈法等。中医采用行为矫正的病例较多，例如名医张子和曾用系统脱敏法治好1例惊吓症，病妇被一伙强盗所惊，堕跌床下，从此听到任何微小的声音都害怕，张医生反复地猛烈敲打门窗，最初病妇惊恐万状，以后就适应了，几天以后终于恢复常态。再如《名医类案·癫狂心疾》中还讲述了一个用行为塑造法治疗幻视的病例，“一人患心疾，见物如狮子，伊川先生教以手向前捕之，其见无物，久久自愈”。这是由于患者在重新学习的基础上纠正了幻觉，重新塑造了健康的行为。又如清代沈源《奇症汇》记载的一个嗜酒成性的人如何建立起新条件反射而戒酒，原文如下：“一士人嗜酒，日尝数斗……一夕大醉，呕出一物如舌，视之无窍，至欲饮时，眼遍其上，矗然而起，士人由是恶酒。”这种治疗原理类似厌恶反射治疗。此外，中医还有所谓行为诱导法与行为满足法等行为疗法。

（4）中医松弛疗法（默坐澄心法）：中医受老庄哲学与道家思想影响最深，不少卓越的医学家信仰道教，如王冰、孙思邈、葛洪、陶弘景等，道家的养生原理如效法自然、清静无为、见素抱朴、静观冥想贯穿中医的松弛疗法之中。大医学家孙思邈在《千金要方》中倡导所谓“口中言少、心中事少、肚里食少”。并说，“依此三少，神仙诀了”。《清寤斋心赏编》里有所谓快活散（除烦恼、断妄想）和气汤（提倡“忍”“忘”二字）、无比逍遥散（宁耐、正经、糊涂）。中医松弛疗法除受道家恬淡虚无、清心寡欲思想影响外，还渗透着佛教原理及儒家的中庸观念，正如《大藏经》所说：“思无邪偏是一药，性宽心和是一药，心平气和是一药，心静意定是一药。”《友渔斋医话》记载用“默坐澄心法”治愈咳血病的案例，有一个严重的呕血患者“借寓道林一室，只以一力自随，闭目趺足，默坐澄心，常达昼夜，不就席。一日忽香津满颊，一片虚白，炯炯见前，猛然有省之间，而沉疴已霍然去体”。

（5）中医娱乐疗法：娱乐疗法是通过各种娱乐活动增进心身健康的一种心理治疗方法。我国素有礼仪之邦之称，古人很早就认识到音乐可以影响人的心身活动。《礼记》说：“乐者童之所由生也，其本在人心之感于物也。”《乐记》一书也谈到音乐对调节生活和谐和增进健康都有重要作用，而《黄帝内经》更是重视音乐医疗和康复养生，《素问》指出：“脾在音为宫，肺在音为商，肝在音为角，心在音为徵，肾在音为羽。”为什么五脏与五音相应呢？这要从中医“形神统一”的整体观加以理解，朝鲜金礼蒙氏的《医方类聚》说：“脾好音乐，丝竹（乐器）才闻，脾即磨矣。”经临床观察，音乐确能促进消化液的分泌与胃肠蠕动，但并非直接作用于脾胃，因为从脏腑学说来讲，五音合五脏；从五行学说理解，心属火，脾属土，音乐感受于心，然后根据五行生克规律，即“火能生土”，故心受之能对脾胃产生影响，其他各脏腑原理也基本如此，都是通过音乐产生的精神意识活动来使“五脏以应五音的”。所以《晋书·律历志》指出：“是以闻其宫声，使人温良而宽大；闻其商声、使人方廉而好义；闻其角色，使人恻隐而仁爱；闻其徵音，使人乐养而好施；闻其羽声，使人恭俭而好礼。”

总之，音乐不但影响感情变化，而且也影响人的行为。《吕氏春秋·古乐篇》还说：民病“筋骨瑟缩而不达”，必须采用舞蹈方法宣导之。中医医案中有不少娱乐治疗的记载，例如，明代万全在《幼科发挥》中讲：曾诊治位病势沉重的少年，药物百治而无效，后来他叫这个少年的小伙伴敲锣打鼓，唱歌跳舞，嬉戏玩耍，不到半天工夫，少年病情渐有起色，十天之后疾病完全缓解。清代医案中有笑疗治郁病的记载：一位县令终日郁郁寡欢，寝食不安，形容憔悴，有个老中医故意诊断为月经不调，县令捧腹大笑，逢人便讲，每讲一次，大笑一回，不久郁病居然好了。日本大正时代，也有用笑疗治疗神经衰弱的记载。

（6）中医圆梦疗法：中医圆梦与弗洛伊德释梦方法不同，不是用潜意识的矛盾冲突来解释，而是用阴阳五行学说来分析。中医认为梦系阴阳五行失调，邪气入侵机体及内在精神所致，《灵枢·淫邪发梦》有十二实梦与十五虚梦之说，十二实梦是指阴气盛则梦涉大水而恐惧；阳气盛则梦大火而燔灼；阴阳俱盛则梦相杀；肝气盛则梦怒；心气盛则梦善笑恐畏；脾气盛则梦歌，身体重不举；肺气盛则梦恐惧、哭泣、飞扬；肾气盛则梦腰脊两解不属；上盛则梦飞，下盛则梦堕；甚饱则梦予，甚饥则梦取。十五虚梦是指邪气客于肝则梦山林树木；客于心则梦山丘烟火；客于脾则梦见丘陵大泽，坏屋风雨；客于肺则梦见飞扬，见金铁奇物；客于胆则梦斗讼自刳；客于小肠则梦聚邑冲衢；客于胃则梦饮食；客于大肠则梦田野；客于膀胱则梦游行；客于阴器则梦接内；客于颈则梦斩首；客于胫则梦行走不能，前后居深地卯苑中；客于股肱则梦礼节拜起；客于胞胆则梦溲便。《灵枢》在总结了十二盛与十五不足后还指出了治疗大法，即可以药攻补之，可修善以镇之。如果阴阳、饥饱、五脏过盛等十二盛引起梦时，用泻法治之，而当邪气入侵五脏六腑，奇恒之腑引起十五不足致梦时，则以补法治之。以下两则医案说明了中医是如何用阴阳五行学说圆梦与辨证分析的：一个是《晏子春秋·卜梦篇》，说齐王患病，整天卧床不起，一夜梦见与两个太阳争斗而失败，齐王很害怕，认为这是死的预兆，晏子委托占梦人解释道：“疾病属阴，太阳属阳，一阴不能战胜二阳，病就要好了。”果然，过了3天，齐王的病就痊愈了。另一个是《奇症汇·心神》，其谈到了五行解梦，说的是一个患者夜梦与妇人饮酒唱歌，而白天不能进食，这是因为脾为阴土，脾又主歌，因胃阳弱，故每梦妇人唱歌，以后又梦见青巾白衣男子，这是因为内脏有病则脏气不和，不和则神不安，不安则多梦，患者初因脾病，而肺为脾之子，母病及子故肺气亦虚，脾虚乃肝传，今肝木未平，脾仍失健运，由于肺未旺而肝未平，二脏之气未和，所以当梦青巾白衣男子，经辨证，治以补中益气汤，后来什么梦也不做了，病愈而能食。

（7）中医情志相胜疗法：情志相胜治疗即《黄帝内经》所谓悲胜怒、恐胜喜、怒胜思、喜胜忧、思胜恐。元代名医朱震亨据此演绎为活套疗法，即“悲可以治怒，以恻怆苦楚之言感之；喜可以治悲，以欢乐戏谑之言娱之；恐可以治喜，以祸起仓卒之言怖之；思可以治恐，以虑此忘彼之言夺之；怒可以治思，以污辱欺罔之言触之”。情志相胜法是中医独特的心理治疗，其机制在于情志生于五脏，而五脏存在克胜关系，所以情志之间也存在克胜关系，《黄帝内经》此说对后世影响很大，《医方考》说：“情志过极非药可愈，须以情胜，《内经》一言，百代宗之，是无形之药也。”这种情志互相制约的心理疗法要比沃泊（wolpe）1958年的《交互抑制心理疗法》一书早了将近两千年！

金元四大家之一的张子和曾用这种以情胜情的疗法治好了许多心身病患者，一位患者因过度悲伤心中结块而痛不可忍，张子和说：“《内经》言忧则气结，喜则百脉缓和，又云喜胜悲。”于是以谑浪亵狎之言娱之，患者大笑不止，1~2天后，心下结块皆散。前已谈及的张子和用脱敏法治疗恐怖症一例也是一种情志相胜疗法，属于思胜恐，张先生让病妇明白了产生惊恐的原因，而思属脾土，恐属肾水，脾土可以胜克肾水，故思可以制约恐吓。清代《冷庐医话》中介绍了一例恐胜喜的心理疗法，说的是江南一书生在京考中状元，因过于高兴而发狂，医师以危言惧之以死，说他不过 10 天就会死的，应该赶快回家，不然就见不上家人了，这位书生惊恐忧郁，心窍闭合，返回家乡时已如常人。尽人皆知的范进中举，也属于以情胜情法的“恐胜喜”。《医术名流列传》还记载了以喜制怒的相反情绪疗法，原文如下：“一女伤于怒，内向卧不得转，迪（徐迪）诊之，因索花作妇人妆，且歌且笑，患者闻之，不觉回顾，大笑而愈。”

（8）中医易地疗法：易地即改变环境，此疗法为中国首创，说明心身病和社会因素、环境变化也有很大关系。改变环境包括社会人际环境、家庭生活环境、居住自然环境，个体不适应环境会造成心身障碍而致病，同时也会因环境改变而病愈。明代《生生子医案》说，某官吏不堪官场勾心斗角、上下为难而发病，手足筋骨俱痛，艰于举动者三月，诸医作偏风治之不效，有位医生劝他上书告假，回归故里调养，由于根本上改变了产生疾病的环境，不到半年就完全康复了。古时民间还有弱女早嫁的风俗，也是通过改变环境治疗，嫁后生活环境、社会义务、心情境遇、起居作息、人际关系都会有很大变化，青春期的癔疾也会随嫁而消失。

（9）中医自然疗法：又称天然疗法。人赖自然界以生存，自然界给人类创造了赖以维持心身健康的自然景观，如高山、大海、森林、花草等，悠悠数千年，我国劳动人民在与大自然的抗争中，发明和发现了许多实用、简便的自然疗法，迄今仍流传于民间，包括景观疗法、色彩疗法、花木疗法、高山疗法等。

1）景观疗法：景观作为一种地理学名称，泛指地表景色，景观疗法是把景观作为自然疗养因子，通过人们对不同景观的感受，对心理、生理产生保健作用的一种疗法，其作用有平衡作用、镇静作用、陶冶情操作用。大自然中的优美景观可使大脑皮质出现一个新的兴奋灶，这种正诱导可以消除精神紧张和心理矛盾，当心境不佳时，到大自然中去，会产生一种全新的感受，可使人心情愉快、情绪稳定、热爱生活、热爱生命。

2）色彩疗法：是指应用自然界各种有养治作用的颜色，让患者眼观目睹，以促进身心功能康复的方法。中医早就在五行学说中提出五脏配五色的色彩疗法理论，认为肝主青色、心主赤色、脾主黄色、肺主白色、肾主黑色。近年来心理学家已证实，不同色彩产生不同的心理反应，红色、橙色、黄色使人感到温暖、活泼、开朗；绿色使人轻松、愉快；青色给人舒适、柔和的感觉，并能调节和改善机体功能；蓝色使人宁静、典雅，能消除紧张，使人镇定。

色彩疗法主要用于病房、病床、墙壁、窗帘、灯光等的布置。忧郁症患者可将墙壁窗帘等设计为暖色中的红色、橙色；躁狂症选冷色中的青兰绿；如属狂、癫、惊恐等情志异常者，可选用平肝镇胆的粉红色。

3）花木疗法：本疗法是利用天然香花、树木的颜色、气味、形态作用于个体，使人神爽心悦、情志舒畅。中医有所谓“七情之病，看花解闷”“山林逸兴，可以延年”，以及“合欢蠲忿、萱草忘忧”之说，特别是花香可使人精神振奋、心平气和、转怒为喜、转忧为乐，如解郁花香处方有紫罗兰、黄花、郁金香、牡丹花、芍药花、茉莉花、桃花、梅花、山栀花、兰花、桂花、迎春花，主治情绪不佳、精神抑郁之证。

花是幸福美好的象征，人人都爱，人人赞美；花是人类的朋友，桃花为诤友、牡丹为贵友、茉莉为雅友、海棠为密友、芍药为俊友、丁香为殊友、荷花为益友、百合为挚友、兰花为禅友、桂花为仙友、菊花为良友、梅花为清友。赏花增加美感、陶冶情操、增进健康，可治疗多种疾病。

4）高山疗法：中医又称山巅疗法，是指利用海拔1500~3000m的高山环境和气候对人体的特殊作用，以促进身心康复。登高远眺，雄伟的山景、澄沏的天宇使人心旷神怡，清洁的空气、凉爽的气候更适用于久居闹市、心身疲惫的心身病患者。

中国自古以来就有不少隐士、高士寄情山水，或读诗书、弄琴瑟、习书法、对奕棋，或浇花种竹、焚香煎茶、小酌半醺、益友清谈，或登城观山或静坐垂钓，固然这种清静无为，与世无争的闲情逸致有它的消极方面，但对心身病来说却具有积极的治疗作用，对于今人来说仍有很大的启迪。工作之余，投入大自然怀抱，可使人们从快乐走向快乐，心身都得到完全的松弛！也可从大自然中获得取之不尽，用之不竭的力量，从而恢复体力，增强活力，振作精神，发奋工作。投身大自然，进行日光浴、森林浴、海水浴、沙石浴，是治疗心身病的好方法，而旅游于他乡异域，饱览山川形胜之美，面对大自然无与伦比、绚丽多姿的美景，心胸中积累的块垒与满腹惆怅也会一扫而光！

总之，自然疗法通过大自然的熏陶、调节，能激活机体活力，有助于发泄有害情绪、矫正不良个性，开发自身潜能，提高生活质量，达到整体健康的目的，正如希波克拉底所说："人越是接近自然，便越是远离疾病。"

（10）中医解除心因疗法：我国早就流传着"心病终须将心医"的说法，对于心因性疾病来说，解除心因后，疾病就会立刻消失。杯弓蛇影是在我国流传很广的寓言，乐广的朋友饮酒时因怀疑杯中有蛇而一病不起，后来知道是墙上挂弓投影的缘故，领悟以后，疑病顿时消除；脍炙人口的《西厢记》家喻户晓，该剧中张生得了严重的心身病，在崔莺莺垂青自献以后疾病便荡然无存，可以认为红娘是一位高明的心理医师。

（11）气功（营养功）吐纳疗法：气功学（营养功学）是研究人体自我身心锻炼的方法与理论的科学，它主要通过患者的意识控制达到肌肉放松、精神安定、思想入静、呼吸均匀，从而调节生理功能和心理状态，达到治疗的目的。气功锻炼能提高身体素质，发挥人体潜能，从而起到防病治病，益智延年的作用，现已为全世界所瞩目。气功锻炼方法一般分静功和动功 2 类，静功也称内功（软功）、动功又称外功（硬功），一般所说的气功主要指静功，即采取坐、卧、站等外表上静的姿势，运用松、静、守、息等方法锻炼精气神。基本方法是调身（调整姿势）、调心（调整心态）、调息（调整呼吸），练功时必须摒弃杂念，清除六害，一曰薄名利，二曰禁声色，三曰廉货财，四曰损滋味，五曰摒虚伪，六曰除嫉妒，正合《黄帝内经》所说“清净则志意治”，“志意和，则精神专直、魂魄不散，悔怒不起，五脏不受邪”之理。总之，静功是以自身为对象，通过有意识松弛机体、宁静思想、稳定情绪、意守丹田、调整呼吸，从而达到调控生理心理活动，纠正心身失调，改善心身状态的一种整体疗法，它兼有身心兼养、身心兼顾的功效，可明显改善中枢神经系统、呼吸系统、循环系统、消化系统、内分泌代谢系统功能，因而对心身病尤为适宜，从事“松弛疗法”研究的本森教授认为：气功主要通过改变下丘脑功能，可使应激反应转变为松弛反应，它是一种低代谢储能过程，可使中枢神经紧张性有所下降，改善自主神经功能，促进内环境稳定，可用于支气管炎、消化性溃疡、原发性高血压、冠心病、糖尿病等经典心身疾病的治疗，也可用于内科其他心身疾病的治疗。

（12）激情刺激疗法：中医在长期临床实践中观察到，处于激情状态的患者，常可表现出异乎寻常的剧烈反应，因此，通过有意识地加以诱发，可以改善某些躯体病理状态，从而达到治疗疾病的目的，浩如烟海的中医文献记录了大量临床实例，如怒可逐瘀、惊恐收舌、以惊破巃、雷开心窍，这些方法即激情刺激法，包括激怒疗法、羞愧疗法、惊恐疗法等，但此疗法用之失当，有可能引起严重后果，故应谨慎筛选，辨证选用，灵活权变，自出机杼，用心巧慧。

激情刺激疗法的原理可用塞里的应激理论加以说明，人在应激状态下，交感－肾上腺髓质系统，下丘脑－腺垂体－靶腺轴以及免疫系统都处于亢奋状态，因而对人的健康和功能活动有促进作用，会使人产生良好的适应状态，但超强度的应激反而导致器官功能衰竭，最终反而损害人的健康。

（13）点穴催眠疗法：腧穴是人体脏腑经络之气输注于体表的部位。"腧"与"输"通，有转移之意，穴即孔隙，人体腧穴分别归属各个经络，而经脉又隶属一定脏腑，这样就使腧穴－经络－脏腑成为不可分割的整体。

中医学中的经络包括现代医学的脉管系统、神经系统、神经内分泌系统的部分形态与生理功能。穴位处神经集中分布、感觉灵敏、感受性高，运用手指点穴位辅以催眠暗示，患者易进入催眠状态，常用的穴位有百会、印堂、中府、血海等穴。

点压百会穴时，受术者会有一种头部重压感、疲劳感；点压印堂穴时结合眼皮疲劳、不能睁开的暗示，容易使受术者眼皮放松、眼皮沉重；点压中府穴时暗示手臂沉重无力、手心发热感，能使受术者手臂迅速疲劳，不能抬举；点压血海穴时暗示下肢不能动、疲劳无力，使受术者体验到脚心发热，最后可达到催眠状态。以上方法，简便易行，能使全身肌肉很快放松，迅速进入恍惚朦胧的状态，此时应不失时机地给予积极暗示，可使患者某些症状减轻甚至消失。

（14）调欲疗法：欲指人之欲求，即欲望要求，即人的需要，这种需要有物质的、精神的，有生理的、心理的，有自然的、社会的，有低层次的、高层次的，其中食欲与性欲是人的基本生理需要，"乃人之大欲焉"。

人人皆有七情六欲，人的欲望如长期得不到满足就会产生负性情绪、行为异常、意志丧失，就会导致精神萎靡、神志颓唐，甚至酿成疾病。应该积极地给予心理干预，调欲以和心身。调欲疗法是以患者欲求为心理操作对象，具体来说，调欲疗法有节欲法、从欲法、导欲法与养欲法。

1）节欲法：节欲即节制欲望，节欲法是通过节制过度的欲求，以保心身和谐状态，主要通过端正认知、调整欲求目标，要让患者理智地认识到：欲求固然是人性使然而且欲求具能动性，可以促进人的行为与行动，但欲求具有两重性，如期望值过高，欲求过奢，则会因难以实现而更感失望与惆怅，进而造成心身的损害，故应知足常乐，节制过高的欲求。

2）从欲法：从欲法又称顺志法，指治病不仅要顺从人的生物规律，也要顺应心理规律，顾及患者的意愿、欲求，包括患者的3种欲望，即显欲、主欲与潜欲：①显欲即意识层面的欲求；②主欲即主导欲求；③潜欲即潜在欲求。

3）导欲法：导欲法即引导欲求。当欲求难以实现时，应引导出其他欲求以替代当前受挫欲求，新欲求的确立要遵循易导原则、现实原则、个体化原则与外部支持原则，新欲求还需及时地强化与巩固。

4）养欲法：本疗法主要针对欲求低落者的一般欲求的调整，通过扶持、养护受挫欲求者，恢复其积极的生活态度，而积极的心态与心身健康是相伴随的。

2. 中医心理疗法自成系统，具体疗法多种多样、实用有效，有些疗法与现代心理疗法契合，成为现代心理治疗的前驱，有些疗法新颖奇特，别具一格，闪耀着东方灿烂文化的光辉，丰富与充实了心理治疗的“武库”。美国学者科维勒曾对中医心理治疗给予高度评价，认为中国人首创了信仰治疗、转移兴趣、改变环境等独特疗法而且疗效明显。

3. 中医心理疗法开拓了“心疗”新途径，丰富了“心疗”的内涵，增加了“心疗”的新内容。

4. 上述中医心理疗法可分为 3 个方面，即一般心理疗法、专门心理疗法与特殊心理疗法。其中（1）~（5）属一般心理疗法，（6）~（10）属专门心理疗法，（11）~（14）属特殊心理疗法。

5. 上述大部分心理疗法与现代心理疗法的基本理论异曲同工、殊途同归，成为现代心理治疗的前驱。

（1）圆梦疗法蕴含精神分析思想。

（2）张志和脱敏疗法、沈原《奇症汇》中的疗法，以及王冰、陶弘景、孙思邈等倡导的道家静观冥想、见素抱朴等都是现代行为疗法的雏形。

（3）气功吐纳法属广义生物反馈疗法。

（4）中医暗示疗法、点穴催眠法远远早于麦斯美催眠术。

（5）正言开导法与解除心因疗法符合认知疗法原理。

（6）中药疏理开泄法符合行为调节药疗法。

（7）中医娱乐疗法实质就是放松疗法。

（8）调欲疗法富含人本主义思维，具体来说，调欲疗法又有节欲法、从欲法、导欲法与养欲法。

6. 某些中医心理疗法匠心独运，属于中医独创。如默坐澄心法属于信仰疗法，易地疗法属于改变环境疗法。自然疗法属于转移兴趣疗法，自然疗法又包括景观疗法、色彩疗法、花木疗法、高山疗法等。尤其是情志相胜疗法别开生面！情志相胜治疗即《黄帝内经》所谓悲胜怒、恐胜喜、怒胜思、喜胜忧、思胜恐。元代名医朱丹溪据此演绎为“活套疗法”！

7. 总体上来讲，中医心理疗法开拓了心理治疗新途径、丰富了临床心理学的内涵。它犹如稀世珍宝和氏璧，应该将这块璞玉加工雕琢成价值连城的无暇美玉，使其堂堂正正地走向临床第一线！

参考文献

[1] 姚树桥，杨艳杰. 医学心理学［M］. 7版. 北京：人民卫生出版社，2018.

[2] 庄田畋，王玉花. 中医心理学［M］. 3版. 北京：人民卫生出版社，2019.

[3] 王米渠，谢静涛. 图解中医心理学［M］. 广州：暨南大学出版社，2018.

[4] 陶功定，李殊响. 医学心理学［M］. 石家庄：河北人民出版社，2007.

[5] 陶功定，李殊响. 实用音乐疗法［M］. 北京：人民卫生出版社，2008.

[6] 潘芳，吉峰. 心身医学［M］. 3版. 北京：人民卫生出版社，2018.

[7] 杨艳杰，曹枫林. 护理心理学［M］. 4版. 北京：人民卫生出版社，2016.

[8] 何金彩，朱雨岚. 神经心理学［M］. 2版. 北京：人民卫生出版社，2018.

[9] 李殊响. 内科病的心理治疗［M］. 2版. 北京：人民卫生出版社，2011.

[10] 李殊响，李凌霞. 百病心理治疗速查［M］. 北京：人民军医出版社，2012.

[11] 李殊响，杨继明，梁瑞贞，等. 皮温生物反馈并放松训练治疗高血压病154例观察［J］. 中华理疗杂志，2000，23（5）：278-280.

[12] 李殊响. 皮温生物反馈治疗冠心与难治性心律失常［J］. 现代康复杂志，2001，5（7）：80-81.